高等职业教育教材

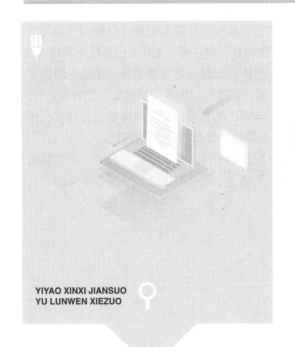

医药信息检索与论文写作

范文昌　杨雅琴　林华景　主编

化学工业出版社

·北京·

内容简介

本教材结合广为应用的信息资源进行编写，介绍了医药信息、专利的检索方法与应用，同时对论文写作（科研论文、文献综述）等方面做了详细的介绍，为学生能更好地掌握科研论文与综述论文的写作提供方法。全书共分5章：信息检索基础知识，常用生物医药数据库（如中国期刊网、万方数据库、维普信息资源系统、中国生物医学文献服务系统、超星网）的检索与利用，搜索引擎（百度）与医药网站论坛（丁香园），专利的检索与利用，论文写作等。全书内容翔实、丰富，既有理论知识的讲解，又有实践操作的指导，能够帮助学生在信息检索和论文写作方面取得显著的进步和提升。

本书可供高等职业教育药物制剂技术、化学制药技术、中药制药技术、药品经营与管理、药物分析技术、生物制药技术、药膳与食疗、中医养生保健、针灸推拿等专业以及相应学徒制专业作为教材使用。

图书在版编目（CIP）数据

医药信息检索与论文写作 / 范文昌，杨雅琴，林华景主编． -- 北京：化学工业出版社，2024．11．
ISBN 978-7-122-46924-3

Ⅰ．R

中国国家版本馆CIP数据核字第2024R2U567号

责任编辑：李　瑾　窦　臻
责任校对：李雨晴
装帧设计：王晓宇

出版发行：化学工业出版社
　　　　　（北京市东城区青年湖南街13号　邮政编码100011）
印　　装：北京云浩印刷有限责任公司
787mm×1092mm　1/16　印张 8¼　字数 179 千字
2024年11月北京第1版第1次印刷

购书咨询：010-64518888　　　　　售后服务：010-64518899
网　　址：http://www.cip.com.cn

凡购买本书，如有缺损质量问题，本社销售中心负责调换。

定　　价：32.00元　　　　　　　　　　　　　　　版权所有　违者必究

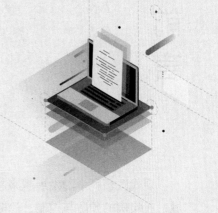

本书编审人员名单

主　　编　范文昌　杨雅琴　林华景

副 主 编　付悦邦　张静怡　张阳儿　易思聪　唐　岚

编写人员（以姓氏笔画为序）

付悦邦　（广东食品药品职业学院）
江　雷　（广东食品药品职业学院）
杨允充　（广东食品药品职业学院）
杨雅琴　（广东食品药品职业学院）
张阳儿　（广东食品药品职业学院）
张静怡　（广东食品药品职业学院）
范文昌　（广东食品药品职业学院）
林华景　（广东食品药品职业学院）
易思聪　（广东食品药品职业学院）
胡海燕　（广东食品药品职业学院）
唐　岚　（广东食品药品职业学院）
鲁　海　（广东食品药品职业学院）
戴　魁　（广州康圣药业有限公司）

主　　审　刘卫海　姚丽梅

前言

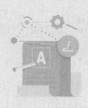

现代医药科学的发展越来越依赖于信息，掌握信息是知识创新的前提，在医药学领域，在疾病的预防与控制、诊断与治疗活动中，信息就是生命。对于医药学研究，信息就是时间。只有掌握医药文献信息，才能把握时代的脉搏，跟上时代的潮流，才能真正把医药行业工作做得更好。医药文献信息检索在当今医药行业的发展中扮演着举足轻重的角色。医药信息检索与论文写作的培养目标：使医药学专业（中医养生保健、药膳与食疗、针灸推拿技术、医学美容技术、康复治疗技术、药物制剂技术、化学制药技术、化工设备维修技术、药学、中药、药品经营与管理、药物分析技术、生物制药技术、中药制药技术等专业）的学生，有能力通过中国期刊网、万方等生物医药数据库或其他一切信息资源检索、管理、利用生物医药信息，解决医疗、医学及相关领域的问题，做出正确的决策。

医药信息检索与论文写作是一门应用性很强的课程，在此之前已有许多教材较全面地介绍文献检索的基本原理，但纵观现有的教材，没有及时与现有的数据库网页同步更新。本教材以党的二十大报告中"实施科教兴国战略，强化现代化建设人才支撑"目标要求为引领，以党的二十大精神为指引，充分发挥教材铸魂育人作用。本教材在尽可能介绍国内外最新的信息资源的形式与内容、检索与利用方法的同时，使学生树立知识产权保护意识，注意规范地利用信息资源，以促进学生信息素养的全面提升。本教材还对论文写作（科研论文、文献综述）进行了详细的介绍，为学生能更好地掌握科研论文与综述论文的写作提供方法。

本教材由范文昌、杨雅琴、林华景主编，付悦邦、张静怡、张阳儿、易思聪、唐岚副主编，刘卫海、姚丽梅主审。其中第一章由范文昌、杨雅琴、戴魁编写；第二章由付悦邦、张静怡、易思聪编写；第三章由张静怡、林华景编写；第四章由林华景、江雷、杨允充编写；第五章由鲁海、张阳儿编写；唐岚、胡海燕负责思政素质目标和学习目标等内容的编写。感谢所有编审人员的辛勤劳动！

本书的编写与出版得到了化学工业出版社的大力支持与帮助，在此表示最诚挚的谢意。

由于编者水平有限，书中疏漏之处在所难免，恳请专家学者和学生批评指正。

范文昌
2024年10月

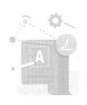

目录

第一章　信息检索基础知识　001

第一节　文献信息基础知识　002
一、按文献的出版形式划分　002
二、按文献的载体形式划分　008
三、按文献信息的加工程度划分　011

第二节　信息检索基础知识　013
一、文献与信息、知识、情报的关系　013
二、文献检索的原理　014
三、文献信息检索的类型　014
四、文献检索语言　015

第三节　信息检索方法与程序　018
一、信息检索方法　018
二、信息检索的程序　019
三、信息检索技术　020

第四节　信息道德与法律　022
一、信息道德修养　022
二、学术规范　022
三、学术不端行为　023
四、著作权　023

第二章　常用生物医药数据库的检索与利用　025

第一节　中国期刊网全文数据库检索系统　026
一、中国期刊网全文数据库简介　026
二、检索方式　026

第二节　万方数据资源系统　032
一、万方数据资源系统简介　032
二、检索方式　033

第三节　维普信息资源系统　040
一、维普信息资源系统简介　040
二、检索方式　041

第四节　中国生物医学文献服务系统　044
一、中国生物医学文献服务系统简介　044
二、中国生物医学文献服务系统——文献检索　044
三、中国生物医学文献服务系统——中国生物医学文献数据库　048
四、中国生物医学文献服务系统——中国医学科普文献数据库　050

五、中国生物医学文献服务系统——
　　北京协和医学院博硕学位论文库　051
六、中国生物医学文献服务系统——
　　西文生物医学文献数据库　051
七、中国生物医学文献服务系统——
　　引文检索　052
八、中国生物医学文献服务系统——
　　期刊检索　053

第五节　超星网　053
一、超星网简介　053
二、超星期刊　054

第三章　搜索引擎与医药网站论坛　057

第一节　综合型搜索引擎——
　　百度　058
一、百度简介　058
二、检索方式　058

第二节　医药网站论坛——
　　丁香园　066
一、丁香园简介　066
二、检索方式　066

第四章　专利的检索与利用　074

第一节　专利基础知识　075
一、专利概述　075
二、专利权　075
三、专利文献　076
四、专利文献检索　077

第二节　中华人民共和国国家知识
　　产权局网　077

一、常规检索　078
二、高级检索　080
三、命令行检索　086
四、药物检索　090
五、导航检索　095
六、专题库检索　101

第五章　论文写作　107

第一节　科研论文　108
一、特征　108

二、结构　108
三、科研论文的写法　108

第二节　文献综述	115	三、文献综述的结构	116
一、文献综述的分类	115	四、文献综述撰写的方法和步骤	117
二、文献综述的特点与功能	115	五、文献综述撰写的注意事项	119

附件 120

| 附件1　毕业论文封面 | 121 | 附件3　毕业论文格式要求 | 123 |
| 附件2　毕业论文体例 | 122 | | |

参考文献 124

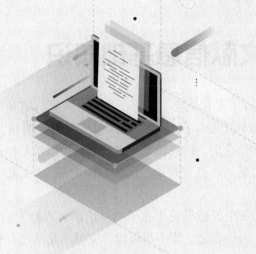

第一章

信息检索基础知识

‹ 学习目标

1. 掌握文献的概念、分类；掌握信息检索的方法与程序。
2. 熟悉信息检索基础知识、信息检索原理与语言。
3. 了解信息道德与法律的相关知识。

‹ 素质目标

1. 通过对信息检索基础知识、信息检索原理与语言、信息检索方法与程序等的学习，加强学生对文献概念和分类的全面认知，正确引导学生树立信息意识、提高信息道德素养、培育和践行社会主义核心价值观。
2. 提高道德意识，加强法律保护意识。

第一节　文献信息基础知识

文献（literature）是用文字、图形、符号、声频、视频等技术手段记录人类知识的载体，或固化在载体上的知识信息。文献包括图书、期刊、报纸、会议文献、科技报告、专利文献、学位论文、科技档案、声音、图像以及其他现代出版物等。文献不仅是对知识的记录，也是对未经整理加工的信息的记录。"文献"是"记录有信息与知识的载体"。

"文献"一词在中国最早见于孔子的《论语·八佾》篇中："夏礼，吾能言之，杞不足征也；殷礼，吾能言之，宋不足征也。文献不足故也，足则吾能征之矣。"其含义几千年来随着历史的变迁也几经变化：汉代郑玄解释为文章和贤才；宋代朱熹释之为典籍和贤人；宋末元初的马端临理解为书本记载的文字资料和口耳相传的言论资料；近现代的一些工具书又将其解释为"具有历史价值的图书文物资料"和"与某一学科有关的重要图书资料"。

构成文献的三要素：知识信息内容、载体材料和记录方式。

（1）知识信息内容　是文献的灵魂所在。文献是存储知识信息的物质形态和内涵价值的总体概述，知识信息内容体现的是文献的价值属性。

（2）载体材料　是文献内容所依附的载体，是可供记录知识或信息的物质材料，其材质随着人类科学技术的发展不断演进，如龟甲兽骨、竹木、帛、金石、泥陶、纸张、胶片、胶卷、磁带、磁盘、光盘等。

（3）记录方式　指将表达知识信息内容的符号系统通过特定的人工记录方式，使其附着于一定的载体材料上。如写画、雕刻、印刷、摄制、录音等，可以是手工记录、机械记录、光记录、电记录、声记录和磁记录等。

知识信息内容是文献的内涵价值，载体材料是文献的外在物质表现形式，记录方式是将表达文献内容附着到物质载体之上的方法和过程。

文献具有数量庞大、类型复杂、语种繁多、出版分散、内容相互交叉、更新频繁等特点。

一、按文献的出版形式划分

文献按出版形式划分为图书、期刊、报纸、特种文献。特种文献是出版形式比较特殊的文献信息的总称，又叫"非书非刊"文献。特种文献包括：会议文献、专利文献、学位论文、科技报告、标准文献、政府出版物、公司产品资料、档案资料、数据库等。

（一）图书

联合国教科文组织对图书（book）的定义：凡由出版社（商）出版的不包括封面和封底在内49页以上的非连续性出版的印刷品，具有特定的书名和著者名，有国际标准书号，有定价并取得版权保护的出版物。

特点：内容比较系统、全面、成熟、可靠，是图书馆最主要的文献资源类型。出版周期长，传递信息速度相对较慢，新颖性、时效性较差。文献标识类型号：M。

按学科划分为：社会科学和自然科学图书。按文种划分为：中文图书和外文图书。按用途划分为：教科书、工具书、科普读物、专著等。

图1-1中编号1为：国际标准书号（international standard book number，ISBN），是国际通用的图书或独立的出版物（除定期出版的期刊）代码。出版社可以通过国际标准书号清晰地辨认所有非期刊书籍。一个国际标准书号只有一个或一份相应的出版物与之对应。出版物修订再版时、平装本改为精装本出版时，需要申请新的国际标准书号。

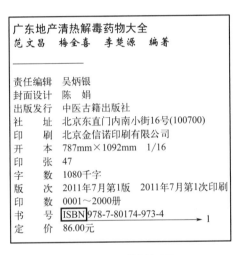

图1-1　图书版权页

国际标准书号共由10位数字组成，自2007年1月1日起，国际标准书号升级为13位，出版社将ISBN-10书号（包括存货清单上的图书）转换为ISBN-13格式。国际标准书号号码由13位数字组成，分为5组，并以四个连接号或四个空格加以分割，每组数字都有固定的含义。

第一组：978或979。2007年1月1日以前，各国ISBN机构尚没有分配完的10位的ISBN可以在前面加前缀978，一旦现有的10位的ISBN号用完了，新申请的ISBN号码全部以979开始。即979前缀目前用于两种情况：一是新建出版社首次申请ISBN和已有出版社在2007年1月1日以后申请ISBN号；二是如果以978为前缀的号码先用完，那么就只能用979。

第二组：国家、语言或区位代码，中国的编号为7。

第三组：出版社代码。由各国家或地区的国际标准书号分配中心分给各个出版社。

第四组：书序码。该出版物代码，由出版社具体给出。

第五组：校验码。只有一位，从0到9。

见图1-1，《广东地产清热解毒药物大全》的国际标准书号为：ISBN 978-7-80174-973-4。

（二）期刊

期刊（journal）又称杂志，是指有固定名称，每期版式基本相同，定期或不定期的连续出版物。它的内容一般是围绕某一主题、某一学科或某一研究对象，由多位作者的多篇文章编辑而成，用卷、期或年、月顺序编号出版。例如《广东地产药材中毒性中药归类分析及研究》发表在《时珍国医国药》（ISSN 1008-0805，CN42-14361R）2012年第23卷第10期的2655～2658页。

特点：知识新颖，出版周期短，报道速度快，信息丰富，是科研人员依赖最大的一类信息资源。文献标识类型号：J。

按期刊的出版周期可分为：周刊、旬刊、半月刊、月刊、双月刊、季刊、半年刊、年刊。按学术地位分为：核心期刊、非核心期刊。

核心期刊（core journals）是指刊载某学科文献密度大，载文率、被引用率及利用率较高，深受本学科专家和读者关注的期刊。部分医药、卫生中文核心期刊目录见表1-1。

表1-1　医药、卫生中文核心期刊目录（部分）

类别	期刊名称
R2 中国 医学	1. 中国中药杂志；2. 中草药；3. 中国实验方剂学杂志；4. 中医杂志；5. 针刺研究；6. 中华中医药杂志；7. 中国中西医结合杂志；8. 中国针灸；9. 中成药；10. 中华中医药学刊；11. 北京中医药大学学报；12. 中药新药与临床药理；13. 中药药理与临床；14. 中药材；15. 南京中医药大学学报；16. 时珍国医国药；17. 天然产物研究与开发；18. 世界科学技术-中医药现代化；19. 世界中医药；20. 辽宁中医杂志
R9 药学	1. 药学学报；2. 中国药理学通报；3. 药物分析杂志；4. 中国药学杂志；5. 中国新药杂志；6. 中国现代应用药学；7. 中国药房；8. 中国药理学与毒理学杂志；9. 中国临床药理学杂志；10. 中国抗生素杂志；11. 中国药科大学学报；12. 中国临床药理学与治疗学；13. 药物评价研究；14. 中国医院药学杂志；15. 华西药学杂志；16. 中国新药与临床杂志

国际标准期刊号（international standard serial number，简称ISSN）是根据国际标准化组织1975年制定的ISO 3297的规定，由设于法国巴黎的国际期刊资料系统中心（international serial data system-ISDS international centre）赋予申请登记的每一种刊物一个具有识别作用且通行于国际的统一编号。国际标准期刊号以ISSN为前缀，由8位数字组成，分为前后两段，每段4位数，段间用"—"相连接，格式如下：ISSN ××××-××××，前7位数字为顺序号，最后1位是校验号。ISSN通常印在期刊的封面或版权页上。如图1-2所示，《时珍国医国药》的国际标准期刊号为：ISSN 1008-0805。每一种期刊在注册登记时，就得到一个永久专属的ISSN，一个ISSN只对应一个刊名，而一个刊名也只有一个ISSN。当该刊名变更时，须另申请一个ISSN。如果期刊停刊，那么被删除的ISSN也不会被其他期刊再使用。

CN即国内统一连续出版物号，CN以GB/T 2659.2—2022所规定的中国国别代码"CN"为识别标志,由报刊登记号和分类号两部分组成,两部分之间以斜线"/"分隔。

报刊登记号为定长的 6 位数字,由地区号(2 位数字)和序号(4 位数字)两部分组成,其间以连字符"-"相接,亦即:报刊登记号=地区号+序号。缺少"国内统一连续出版物号"或"内部报刊准印证"都可认为是中国国内的非法期刊,国家不认可,也不准在中国国内发行。地区号按 GB/T 2260—2007 所规定的省、自治区、直辖市、特别行政区代码前两位数字给出。各省、自治区、直辖市、特别行政区地区号为:11 北京市,12 天津市,13 河北省,14 山西省,15 内蒙古自治区,21 辽宁省,22 吉林省,23 黑龙江省,31 上海市,32 江苏省,33 浙江省,34 安徽省,35 福建省,36 江西省,37 山东省,41 河南省,42 湖北省,43 湖南省,44 广东省,45 广西壮族自治区,46 海南省,50 重庆市,51 四川省,52 贵州省,53 云南省,54 西藏自治区,61 陕西省,62 甘肃省,63 青海省,64 宁夏回族自治区,65 新疆维吾尔自治区,71 台湾省,81 香港特别行政区,82 澳门特别行政区。序号由报刊登记所在的省、自治区、直辖市、特别行政区新闻出版行政管理部门分配,各地区的刊号范围一律从 0001～9999,其中 0001～0999 统一作为报纸的序号,1000～4999 统一作为期刊的序号,5000～9999 暂不使用。

分类号作为国内统一连续出版物号的补充成分,用以说明报刊的主要学科范畴,以便于分类统计、订阅、陈列和检索。一种期刊只能给一个分类号。期刊分类号:A 马列主义、毛泽东思想、邓小平理论;B 哲学、宗教;C 社会科学总论;D 政治、法律;E 军事;F 经济;G 文化、科学、教育、体育;G0 综合性文化;G1 世界各国文化与文化事业;G2 信息与知识传播;G3 科学、科学研究;G4 教育;G8 体育;H 语言、文字;I 文学;J 艺术;K 历史、地理;N 自然科学总论;O 数理科学和化学;O1 数学;O3 力学;O4 物理学;O6 化学;O7 晶体学;P 天文学、地球科学;Q 生物科学;R 医药、卫生;S 农业科学;T 工业技术;TB 一般工业技术;TD 矿业工程;TE 石油、天然气工业;TF 冶金工业;TG 金属学与金属工业;TH 机械、仪表工业;TJ 武器工业;TK 能源与动力工程;TL 原子能技术;TM 电工技术;TN 无线电电子学、电信技术;TP 自动化技术、计算机技术;TQ 化学工程;TS 轻工业、手工业;TU 建筑科学;TV 水利工程;U 交通运输;V 航空、航天;X 环境科学、安全科学;Z 综合类。

(三)报纸

报纸(newspaper)是以刊载新闻和时事评论为主的定期向公众发行的印刷出版物。

特点:出版周期短,发行量最大,信息丰富,具有较强的时效性,是大众传播的重要载体,具有反映和引导社会舆论的功能。报纸通常为散页印刷、不装订、没有封面的纸质出版物。文献标识类型号:N。如图 1-2 所示。

(四)会议文献

会议文献(conference document)是指国际或国内重要的学术或专业性会议上发

表的论文。

特点：专业性和针对性强，内容新颖，传递情报比较及时，能及时反映科学技术中的新发现、新成果、新成就以及学科发展趋向，种类繁多，出版形式多样。它是科技文献的重要组成部分，是一种重要的情报源。会议文献没有固定的出版形式，有的刊载在学会协会的期刊上，作为专号、特辑或增刊，有些则发表于专门刊载会议录或会议论文摘要的期刊。文献标识类型号：C。

按会议进程分为：会前文献、会中文献、会后文献。会前文献包括：会议通知书、征文启事、会前论文摘要、日程表等。会中文献包括：开幕词、报告、讲话、讨论记录、会议决议、闭幕词。会后文献包括：论文集、会议录、会议专刊、汇编、学术讨论会报告。

> 中国中医药报/2010年/3月/1日/第005版
> 农村与社区
>
> ### 重视广东地产药材的研发
>
> 广州中医药大学附属中山中医院　　梅全喜　　范文昌　　曾聪彦
>
> 　　广东地产药材是指在广东本地生产，在民间应用广泛，疗效确切的中药材。如三角草、三叉苦、蛇泡簕、蛇鳞草、火炭母等。地产药材的疗效肯定，特别是在治疗地方多发病、常见病方面有独特的疗效。近年来，一些高校和研究机构对其也进行了研究，但重视和研发的还不够，笔者根据广东地产药材研究与开发的现状，提出广东地产药材研究的有关思路及其开发前景。
>
> 　　历史悠久且运用广泛
> 　　广东地产药材的充分开发利用，对于吸收民间医学的丰富经验、不断扩大药源、增加新品种都具有重要意义。
> 　　关于广东地产药材的应用与开发，自古以来人们就非常重视，许多岭南本草类古籍都对广东地产药材有记载，近现代也有许多研究广东地产药材的著作问世，如《岭南采药录》（民国时期）、《广东药用植物手册》（1982年）、《广东中药志》第一册（1994年）、《广东省中药材标准》（2004年）。由笔者主持编著的《广东地产药材研究》共收载了近200种广东地产药材，有药材正名、别名、来源、性味、功能主治、用法用量、药用历史、化学成分、药理作用、临床应用等，并把药用历史、化学成分、药理作用、临床应用等列为本重点，是一部研究广东地产药材的重要著作。

图 1-2　中国中医药报正文

（五）专利文献

专利文献（patent document）指实行专利制度的国家，在专利申请、审批过程中所产生的专利申请书、专利说明书以及官方文件或出版物。

专利权特点：专有性（一项发明创造只能授予一次专利权，专利权人在一定年限内对其发明享有专有性）；时效性（专利权的保护具有法定的期限，发明专利权的期限为20年，实用新型专利权和外观设计专利权的期限均为10年）；地域性（专利权仅在授予专利权的国家法律管辖的范围内有效）。文献标识类型号：P。

（六）学位论文

学位论文（dissertation）是高等学校和科研单位的学生为获取学位而提交的

学术论文。学位论文一般由授予单位收藏，国内论文收藏单位有国家图书馆和中国科学技术信息研究所。检索国外学位论文可利用由美国 UMI 公司出版的《国际学位论文文摘》（Dissertation Abstracts Internationai，DAI）、《学位论文综合索引》（Comprehensive Dissertation Index，CDI）、《美国博士学位论文》（American Doctoral Dissertation）。

特点：理论性、系统性较强，内容专一，阐述详细，选题新颖，具有一定的独创性，是一种重要的文献信息源。文献标识类型号：D。

按所申请的学位不同，可分为：博士论文、硕士论文、学士论文三种。

（七）科技报告

科技报告（science and technical report）是关于科研项目或科研活动的正式报告或情况记录，是研究、设计单位或个人以书面形式向提供经费和资助的部门或组织汇报其研究设计或项目进展情况的报告。大部分科技报告都受到一定的限制，仅有小部分可公开发表或半公开发表，因此难于获得原文。可检索科技报告的相关资源有国家科技成果网、国务院发展研究中心调查研究报告、中国报告大厅。可检索外文科技报告的资源有 NTIS 科技报告数据库、国家工程技术研究中心—中国科学院。

特点：专业性强，内容新颖广泛，技术数据具体，记录详细、真实可靠，种类多，数量大，为科研人员、工程技术人员的优先参考资料。文献标识类型号：R。

按科技报告形式分为：技术报告、技术札记、技术论文、技术备忘录、通报、技术译文、合同户报告、特种出版物等。按研究进展程度分为：初步报告、进展报告、中间报告、终结报告。

（八）政府出版物

政府出版物（government publication）是指各国政府及其所属机构颁发的文件及出版物（文字、图片、磁带、软件等）。是政府用以发布政令和体现其思想、意志、行为的物质载体，同时也是政府的思想、意志、行为产生社会效应的主要传播媒介。

特点：数量巨大，内容广泛，出版迅速，资料可靠，是重要的信息源。

政府出版物分为：行政性文件（司法资料、条约、决议、会议记录、规章制度以及调查统计资料等）和科技性文献（科普资料、技术政策文件、研究报告，公开后的科技档案、经济规划、气象资料等）。

政府出版物的常见形式有：报告、公报、通报、通信、文件汇编、会议录、统计资料、图表、地名词典、官员名录、国家机关指南、工作手册、地图集以及传统的图书、期刊、小册子，也包括缩微、视听等其他载体的非书资料。

（九）公司产品资料

公司产品资料（company products data）主要是指厂商为推销产品而印刷的各种商业性宣传资料、技术资料。包括产品目录、产品样本、产品说明书。

（十）标准文献

标准文献（standards literature）一般是由技术标准、管理标准及其他具有标准性质的类似文件所组成的特种科技文献体系。构成标准文献的三个条件是：权威性（标准必须经过一个公认的权威机构或授权单位的批准认可）；标准是经过有关方面的共同努力所取得的成果，它是集体劳动的结晶；标准必须随着科学技术的发展而更新换代，即不断进行补充、修订或废止。

特点：①由各级主管标准化工作的权威机构主持制定颁布（除少数军用和尖端科学技术的标准保密外），一般以单行本形式发行。一项标准一册，年度形成目录和汇编。②一般采用专门的技术分类体系，每件标准有一个固定不变的标准号。③具有严肃性、法律性、时效性和滞后性。标准文献的文字简练，内容可靠、正确，数据、用词严密无误；具有法律作用，有一定约束力，不同级别的标准在不同的范围内必须贯彻执行；标准制定后，每隔3～5年复审一次，分别予以确认、修订或废止，修订后标准号不变。标准号的一般形式为：标准代号＋顺序号＋制定（修订）年份。标准代号有：①国际标准代号，如ISO表示国际标准化组织标准代号。②国家标准代号，如GB和GB/T分别表示强制性和推荐性国家标准的代号。③行业标准代号。

按使用范围划分为：国际标准[国际标准化组织（ISO）标准、国际电工委员会（IEC）标准]、区域标准（全欧标准（EN））、国家标准[中国国家标准（GB）、美国国家标准（ANSI）]、行业标准[美国石油学会标准（API）]、企业标准[美国波音飞机公司标准（BAC）]。按内容划分为：基础标准、原材料标准、环保标准、安全卫生标准等。按成熟程度划分为：法定标准（具有法律性质的必须遵守的标准）、推荐标准（是制定和分布标准的机构建议优先遵循的标准）、试行标准（指内容不够成熟，尚有待在使用实践中进一步修订、完善的标准）、标准草案（批准发布以前的标准征求意见稿、送审稿和报批稿）。

标准文献的检索工具：①传统检索工具，如《国际标准化组织目录》《中华人民共和国国家标准目录》《美国国家标准目录》《中国标准化年鉴》《中国国家标准汇编》《中国国家标准分类汇编》《中国标准导报》《中华人民共和国工农业产品国家标准和部标准目录》等。②标准网站检索，如国家标准化管理委员会网站（图1-3）、全国标准信息公共服务平台网（图1-4）、中国标准服务网（图1-5、图1-6）。

二、按文献的载体形式划分

（一）印刷型（纸质文献）

利用纸张为存储介质，以手写、印刷为记录手段而产生的文献形式，包括油印、铅印、胶印、复印等印刷品及手稿。其特点是阅读方便，利于流通，可广泛流传，这种载体的文献是人们用于学习、研究活动的主要选择对象，是各级各类图书馆重点收藏和提供服务的基础内容。但笨重、体积大，不易保存，不利于资源共享。主要形式有：期刊、图书等。

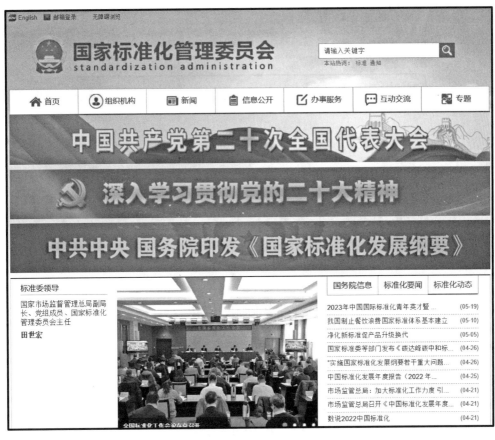

图 1-3　国家标准化管理委员会网页

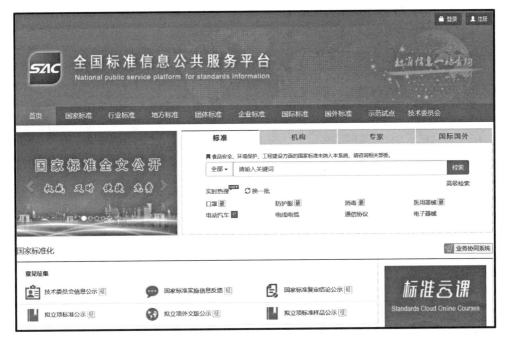

图 1-4　全国标准信息公共服务平台网页

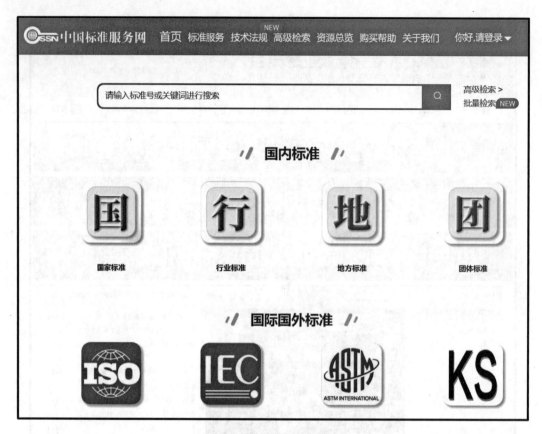

图 1-5　中国标准服务网页

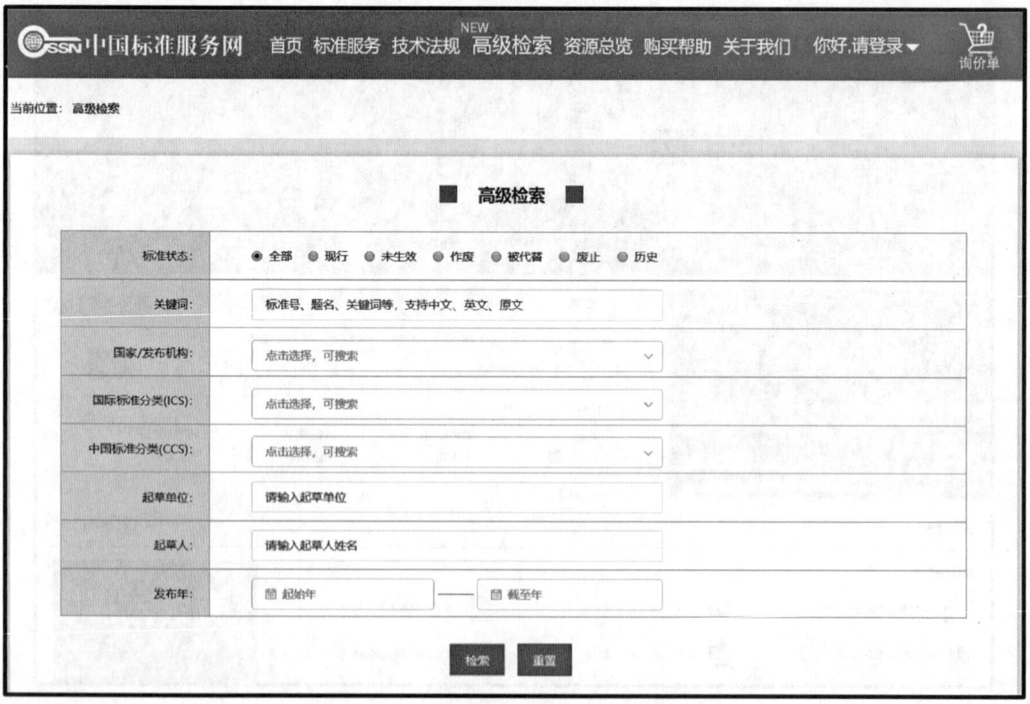

图 1-6　中国标准服务网高级检索网页

（二）缩微型

以感光材料为存储介质，利用缩微照相技术使文献缩微化的文献。其用于保存过期文献，如报纸、档案、票据等；也有部分文献直接以缩微形式出版，主要用于保存。其特点是存储信息密度高、体积小、易保存，便于实现自动化检索，需借助专用阅读设备，在我国一般只有省级以上的图书馆有收藏。主要形式有：缩微胶卷、缩微卡片、缩微平片等。

（三）机读型

以电子数据的方式将图、文、声、像等信息存储在磁光介质上，通过网络通信、计算机或类似设备再现的信息资源，如各种电子化的图书、期刊、学位论文、专利文献、会议资料等。其特点是存储密度高、存取速度快，原有记录可以改变更新，可以提供多维、有序化的可操作功能，便于检索，已经成为现代图书馆重要馆藏建设对象，成为广大文献信息用户不可或缺的重要文献资源形式。主要形式有：磁带、软磁盘、光盘等。

（四）声像型（视听资料）

以磁性或感光材料为存储介质，利用特定的设备及技术，直接记录声音、图像信息的文献。声像型文献又称视听资料，其特点是形象、直观。主要形式有：录音带、录像带、电影胶片、幻灯片、唱片等。

（五）电子型

通过计算机以数字代码方式将文字、图像、声音等信息存储在光、磁介质上，使信息资源数字化，形成各种电子出版物。其特点是利用方便快捷、存储量大。主要形式有：电子期刊、联机数据库、网络数据库等。

三、按文献信息的加工程度划分

按文献信息的加工程度划分为：零次文献、一次文献、二次文献、三次文献。

（一）零次文献

零次文献又可称为灰色文献，是指未以公开形式或非正式发表及出版形式进入社会流通使用的文献，具体可以包括：①不公开、不刊登在报刊上的会议文献；②非公开出版的政府文献；③未公开的学位论文；④不公开发行的科技报告；⑤技术档案；⑥工作文件；⑦不对外发行的产品资料；⑧企业文件；⑨内部刊物，即内部征订或部分赠阅、交换的定期或不定期出版物；⑩未刊稿，包括手稿、译稿，以及学术往来函件；⑪贸易文献，包括产品说明书和市场信息机构印发的动态性资料等。零次文献因未正式发表或出版，按照我国著作权法的相关规定，一般不得在正式的论文或出版物中加以引用。

（二）一次文献

一次文献又称原始文献，是指作者（包括团体作者）以本人生产与科研工作成果为依据，创作、撰写而形成的已经公开发表或出版的文献。如期刊论文、科技报告、会议论文、专利文献及各种专著等不仅已经发表而且未有人予以任何重新组织、加工过的文献。一次文献是文献检索的主要对象。

（三）二次文献

二次文献是将大量杂乱无序的一次文献进行加工、整理、提炼、浓缩，使之成为系统、有序的文献信息资源，是查找一次文献的工具，如文摘、书目、题录、索引等。二次文献是人们对一次文献进行有效管理、控制和利用的工具，它提供了一次文献的线索及概貌。

（四）三次文献

三次文献是在利用二次文献的基础上，对一次文献的内容进行筛选、综合、分析、研究和评述而形成的具有较高实用价值的文献，如综述、述评、词典、百科全书、手册、年鉴、指南数据库等。三次文献的内容综合性强、信息量大，为人们提供了所需了解的事实与数据，具有重要的参考、借鉴和利用价值。

了解和掌握以上内容的目的，主要在于扩充对文献信息的全面掌控、重点选择与有效利用的能力和知识。信息级别示意图见图1-7。

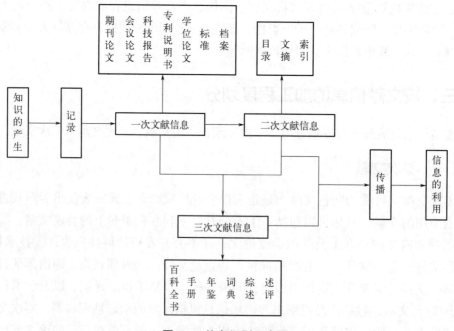

图1-7　信息级别示意图

第二节　信息检索基础知识

一、文献与信息、知识、情报的关系

人们在认识文献属性的同时，也认识到文献和信息、知识、情报有着密不可分的关系。

（一）信息

信息是对客观世界中各种事物的运动状态和变化的反映，是客观事物之间相互联系和相互作用的表征，表现的是客观事物运动状态和变化的实质内容。信息无处不在，无时不有，无人不用，今天它已成为使用频率最高的词汇之一。对信息的利用越广泛、对信息的研究越深入，人们对信息的认识和理解也就越多样化、越深刻。人们通过获得、识别自然界和社会的不同信息来区别不同事物，得以认识和改造世界。在一切通信和控制系统中，信息是一种普遍联系的形式。原始信息和新的信息被整理和记录下来，便成为文献。

信息的特点：

（1）可辨别性　信息可以通过感官直接辨认，也可以通过各种方法间接辨别。

（2）可转换性　信息可以从一种讯息载体形势转换为另一种形势，如物资信息可转换为语言、文字、图形、记号、代码、信号等，每个信息载体之间又可互相转换，可以从语言转化为其他代码、从图形转化为文字等。

（3）可储存性　可用机器装备储存信息，如录音机、录像机等。

（4）可共享性　可被众多的人共同享用。

（5）时效性　信息的功能、作用、效益都是随着时间的延续而改变的，这种性能即信息的时效性，一个信息如果超过了其价值的实用期就会贬值，甚至毫无用处。

（6）可传递性　信息只有借助于一定的载体（媒介），经过传递才能被人们所感知和接受，没有传递就没有信息，更谈不上信息的效用。

（7）无限性　信息是物质存在的一种方式、形态或活动状况，而物质处于无穷的活动当中，这就决定了信息的无限性。

（8）可扩充紧缩性　事物不断活动，信息不断弃旧容新，社会的信息总量在不断增添扩充，而经人们对信息的整理加工、概括归纳，又可以将信息容量大大收缩，以利于进步效力。

（9）可处理性　对信息进行拓展、引申、浓缩等，可使信息得以增值或便于传递、利用。

（10）不完整性　信息只是事物的某一方面的某一种变化的反映和变化。

（二）知识

知识是人对客观事物的认识和经验的总和。知识来源于信息，人类在认识世界和改

造世界的过程中，通过接收客观事物的信息，经过大脑的思维加工，把感性认识和经验总结提炼为知识。知识是信息的一部分，文献是记录知识的一种载体。

知识的特点：

（1）隐性　知识具备较强的隐蔽性，需要进行归纳、总结、提炼。

（2）行动导向性　知识能够直接推动人的决策和行为，加速行动过程。

（3）动态性　知识不断更新和修正。

（4）情境性　知识必须在规定的情景下起作用，人类选择知识一般都会进行情境对比。

（5）时效性　知识具有产生和实效的过程，有生命长短，不是永久有效的。

（6）权力性　掌握知识的人，即便不在职务高位，也拥有一定的隐性权力。

（三）情报

情报是指传递着的有特定效用的知识和信息。文献不仅是情报传递的主要物质形式，也是吸收利用情报的主要手段。

情报的特点：

（1）传递性　知识要变成情报，还必须经过传递，如声波、电波、印刷物等都是传递情报的物质形式。

（2）效用性　只有那些能满足特定要求的传递的信息才可称之为情报，情报是对特定对象有使用价值的信息，如果得到的信息或选择的知识没有实际效用，也不能称作情报。

（3）时效性　情报具有很强的时间性。

二、文献检索的原理

文献检索是根据一定的检索目的，选用相应的检索工具，按照一定的检索途径、方法，从众多文献中迅速、准确地查找到所需文献的检索过程。广义讲文献检索是指将信息按一定方式组织和存储起来，然后在用户需要（发出信息提问）时找出相关信息的过程，可简单概况为存储和检索两个过程。

信息的存储过程是对大量、无序的一次信息加以集中，并对信息的特征进行著录、标引和组织，经过分析整理、分类、加工后，使之有序化，为文献信息检索提供有章可循的途径的过程。

信息的检索过程是利用一定的检索工具和检索手段，将检索概念转换为检索特征标识，在检索系统中查找文献线索，最后对其进行逐篇筛选，输出需要阅读的文献。

三、文献信息检索的类型

文献信息检索语言可分为描述文献信息外表特征的语言和描述文献信息内容特征的

语言。

1. 按检索对象不同分类

（1）事实型文献检索（fact retrieval） 以事实为检索对象，或对数据进行处理后得出新的事实。

（2）数据型文献检索（data retrieval） 以数据信息为检索对象，通过检索，用户可获得所需要的确切数据。

（3）文献型信息检索（document retrieval） 以文献为检索对象。

2. 按照检索手段分类

（1）手工信息检索 手工检索书本式目录、文摘、索引、卡片柜等设备。

（2）计算机检索 简称机检，经历了单机检索、光盘检索、国际联机检索、数据库的网络化检索等阶段。

四、文献检索语言

文献检索语言是在文献存储和检索过程中共同使用的语言，用于描述文献特征，表达检索提问，按其构成原理可分为分类检索语言、主题检索语言和代码检索语言三大类型。

（一）分类检索语言

分类检索语言是由许多类目按照一定的原则，以列表形式组织起来，并通过标记符号来代表各级类目和固定其先后顺序的一种检索语言。它用分类号（字母、数字或它们的组合）表达各种概念，将各种概念按科学性质进行系统排列。它集中体现科学的系统性，反映事物的从属、派生关系，由上至下、从总体到局部层层展开，构成一种等级体系，由类目或相对应的类号来表达各种概念，成为一个完整的分类类目表，以提供从学科分类角度进行族性检索。

分类检索语言按照分类方式不同分为：体系分类语言、组配分类语言和混合分类语言三种。最常用的分类检索语言为体系分类语言。

体系分类语言的分类法有：杜威十进分类法、国际十进分类法、中国人民大学图书馆图书分类法（人大法）、冒号分类法、中国科学院图书馆图书分类法（科图法）、中国图书馆分类法（中图法）。

中国人民大学图书馆图书分类法是我国第一部新型的图书分类法，把所有图书分成4大部类17大类。

《中国图书馆分类法》（原称《中国图书馆图书分类法》）是新中国成立后编制出版的一部具有代表性的大型综合性分类法，是当今国内图书馆使用最广泛的分类法体系。该分类法始编于1971年，先后发布了5版，1999年起启用现名称，简称《中图法》。《中国图书馆分类法》是在科学分类的基础上，结合图书的特性所编制的分类法。它将学科分为5个基本部类、22个大类（见表1-2），采用汉语拼音字母与阿拉伯数字相结合的混合号码,用一个字母代表一个大类,以字母顺序反映大类的序列,在字母后用数字表示大类下类目的划分,数字的设置尽可能代表类的级位,并基本上遵循层累制的原则。

分类号:A、B、C、D、E、F、G、H、I、J、K、N、O、P、Q、R、S、T、U、V、X、Z。

类名:马克思主义、列宁主义、毛泽东思想、邓小平理论,哲学,社会科学总论,政治、法律,军事,经济,文化、科学、教育、体育,语言、文字,文学,艺术,历史、地理,自然科学总论,数理科学和化学,天文学、地球科学,生物科学,医药、卫生,农业科学,工业技术,交通运输,航空、航天,环境科学、劳动保护科学,综合性图书。

表 1-2 《中国图书馆分类法》的体系结构

5 个基本部类	22 个大类
一、马克思主义、列宁主义、毛泽东思想、邓小平理论	A 马克思主义、列宁主义、毛泽东思想、邓小平理论
二、哲学	B 哲学
三、社会科学	C 社会科学总论 D 政治、法律 E 军事 F 经济 G 文化、科学、教育、体育 H 语言、文字 I 文学 J 艺术 K 历史、地理
四、自然科学	N 自然科学总论 O 数理科学和化学 P 天文学、地球科学 Q 生物科学 R 医药、卫生 S 农业科学 T 工业技术 U 交通运输 V 航空、航天 X 环境科学、劳动保护科学
五、综合性图书	Z 综合性图书

"R 医药、卫生"大类下又分为 17 个二级类目(见表 1-3)。

表 1-3 "R 医药、卫生"的二级类目

R1 预防医学、卫生学	R71 妇产科学	R77 眼科学
R2 中国医学	R72 儿科学	R78 口腔科学
R3 基础医学	R73 肿瘤学	R79 外国民族医学
R4 临床医学	R74 神经病学与精神病学	R8 特种医学
R5 内科学	R75 皮肤病学与性病学	R9 药学
R6 外科学	R76 耳鼻咽喉科学	

每一个二级类目按概念之间的逻辑隶属关系再往下逐级展开，划分出更专指、更具体的三级类目、四级类目、五级类目……。如"R575.62 胆石症"，它的上级类目自上而下依次是：

R	医药、卫生
R5	内科学
R57	消化系及腹部疾病
R575	肝及胆疾病
R575.6	胆囊疾病
R575.61	胆囊炎
R575.62	胆石症

《中图法》的分类号采用字母和数字相结合的混合号码，当分类号数字超过三位时，为了醒目而加上圆点"·"，并无其他含义。

《中图法》在网络环境中也得以应用，如中国教育网（CERNET）的中文搜索引擎"网络指南针"的分类目录就采用《中图法》类目体系。随着大型的中文数据库和一系列国家数字图书馆工程的开发建设，《中图法》将越来越多地被用来组织电子图书资料，也就是原来的印刷型文献资料数字化后的组织整理，实际上是分类组织和检索文献资料功能在网络环境下的延伸。我国大型的中文文献数据库，如《中国生物医学文献数据库》（CB Mdisc）、重庆维普的《中文科技期刊数据库》、《全国报刊索引数据库》、《中国期刊全文数据库》等，全部采用或基本采用《中国图书馆分类法》的类目体系。一些比较著名的数字图书馆工程，如"超星"数字图书馆、解放军医学图书馆的"医星网"等，前者采用了《中国图书馆分类法》完整的基本大类类目体系，不过对类目标题做了修改；后者对生物、医学、卫生等类目做了部分调整。

（二）主题检索语言

主题检索语言是另一种从内容角度标引和检索信息资源的方法，是直接以代表文献内容特征和科学概念作为检索标识，并按其外部形式（字序）组织起来的一种检索语言，主要有标题词检索语言、关键词检索语言、叙词检索语言。主题检索语言不像分类法以学科体系为中心，而是利用词语来表达信息资源中论述的主题概念。

1. 标题词检索语言

标题词检索语言是一种先组式规范化语言，是用规范化的自然语言经过标准化处理的名词术语作为标识，来直接表达文献信息或涉及的事物主题。标题词检索语言法的主要特征是事先编表，标题词以固定的组合方式组织在主题表中，形成标题，检索按既定组配执行。标题表通常由一个主表和若干个辅助表组成。《美国国会图书馆标题表》（LCSH）是当今最著名的标题表。

2. 关键词检索语言

关键词语言是一种自然语言，是指出现在文献题目、文摘、正文中，对表达文献主题内容具有实质意义的非规范化词语，能深入、直观地揭示信息中所包含的知识，而且符合人们的思维习惯，因此关键词法在信息组织中得到了广泛应用。关键词语言的词语来源于原文，能及时反映最新出现的科学名词术语，因此专指性强，但是关键词的词语不规范，影响了文献信息的查全率和查准率。

3. 叙词检索语言

叙词又称主题词，是将自然语言的语词概念，经过规范化和优选处理，通过组配来标识文献主题的语言。叙词具有概念性、描述性、组配性，还具有关联性、动态性、直观性。叙词语言是目前较广的一种主题检索语言，适用于计算机和手工检索系统。

（三）代码检索语言

代码检索语言是对事物的一些内涵进行解析，用某种特征应用代码（例如字母、符号、数字、图形等）来加以标引和排列。代码检索语言主要形式有：字母组合（如化学式）、数字代码语言（如图书条码）、字母与数字组合形成的复合型代码语言（如国际标准书号）、信息图形符号。利用代码语言、主题语言和分类语言进行检索得到的结果有所区别，利用代码语言可以得到唯一性的所需资料，而后两种语言检索得到的是一批资料。

第三节 信息检索方法与程序

一、信息检索方法

1. 常用法

利用各种检索工具查找信息的方法，又称为一般查找法或工具法。有顺查法、倒查法、抽查法三种方法。

（1）顺查法 按时间顺序由远及近、从旧到新逐年查找文献的方法。以课题起始年代为起点，按照时间顺序由远而近逐期查找，即从课题发生的年代开始，逐卷逐期地往后查，直到查到符合检索课题要求的文献线索为止。顺查法能全面系统地了解所检索课题的过去和现状，从而看它的发展趋势和演变过程，降低查漏率。

（2）**倒查法** 又称为递序查找法，与顺查法相反，是一种逆时间顺序由近及远、从新到旧逐年查找文献的方法。这种方法是科研人员最常用的检索方法，可更快获得某学科或研究课题最新或近期一段时间内所发表的文献信息。检索近年发表文献较多的课题时，或对课题了解不够时，倒查法就会出现漏检现象，因此使用本法要对被检课题有一定的了解。

（3）**抽查法** 针对某学科发展特点，抽出学科发展迅速、发表文献较多的一段时间，逐年检索至基本掌握课题情况为止，本法能用较短的时间获得较多的文献，但必须对学科发展特点和发展迅速的时期非常了解。

2. 追溯法

追溯法是在没有利用检索工具的情况下，从文献中所附的参考文献、辅助索引、附录、有关注释等进行追溯查找文献的方法。追溯法的优点是在没有检索工具或对课题不熟悉或不需做深入研究的情况下，根据原始文献所附的参考文献、辅助索引、附录、有关注释等内容检索相关文献，此法检索结果较切题，但容易漏查，而且查出的知识陈旧的文献占多数。

3. 综合法

综合法又称分段法或交替法，是将常用法和追溯法循环交替使用的方法。利用检索工具或检索系统查找一批与课题相关的文献，然后再利用这些文献后所附的参考文献进行追溯查找，如此交替使用查找文献。

二、信息检索的程序

信息检索的程序是指根据课题的要求，选择相应的信息检索工具或系统，采用适当的途径和技术，查找所需信息文献的过程。

1. 分析研究课题，明确课题概念

在检索文献信息之前，要了解研究课题所涉及的学科范畴、文献范围、检索目的、文献的新颖性程度等，以便有针对性地进行检索。分析研究课题要分析研究课题的内容实质，表示的概念过大，会造成大量误检，表示的概念过小，则会发生大量漏检；分析课题时从题目中的词找出概念，并从专业方面及检索目标与规则方面分析，找出反映课题本质的概念；分析课题时找出研究课题的核心概念，简化逻辑关系，排除无关的或重复的概念。

2. 选择检索工具，确定检索策略

检索工具要根据待查研究课题的内容、性质来确定。选择的检索工具：①要注意其所报道的学科专业范围、所包括的语种及其所收录的文献类型等。②要以专业性检索工具为主，再通过综合型检索工具相配合。③如可检索机读数据库和刊物两种形式，应以

检索数据库为主，这样不仅可以提高检索效率，而且还能提高查准率和查全率。④选用顺序可选用三次文献，再用二次文献。⑤检索方法可先采用顺查法，后采用倒查法，时间紧迫时，选用抽查法。⑥合理选择文献检索语言，研究课题内容广泛时，文献需求范围宽，泛指性较强时，宜选用分类检索语言；当课题内容较窄，文献需求专指性较强时，宜选用主题检索语言。

3. 筛选检索结果，索取原始文献

为得到符合研究课题要求的、有较高实际参考价值的文献，应对检索到的文献进行比较、筛选、分析、综合，必要时对研究课题进行再次检索，以补充或核实所查资料。引用参考文献时，应索取到原始文献，并逐条核对。

三、信息检索技术

信息检索常用技术有布尔逻辑检索、截词检索、限制检索、模糊检索和概念检索等。

（一）布尔逻辑检索

布尔逻辑检索是利用布尔逻辑算符进行检索词或代码的逻辑组配，是现代信息检索系统中最常用的一种方法。常用的布尔逻辑算符有三种：逻辑"与"（AND）、逻辑"或"（OR）、逻辑"非"（NOT）。

1. 逻辑"与"

用 AND 或 * 表示，是一种交叉概念或限定关系的组配，它可以缩小信息的检索范围，提高查准率。表示为："A AND B"或"A*B"，其意义为检索记录中必须同时含有检索词 A 和检索词 B 的文献。

2. 逻辑"或"

用 OR 或"+"表示，适用于具有并列概念关系的组配，可以扩大检索范围，提高查全率。表示为："A OR B"或"A+B"，其意义为检索记录中凡含有检索词 A 或检索词 B 的文献，或同时含有检索词 A 和检索词 B 的文献，均为命中文献。

3. 逻辑"非"

用 NOT 或"-"表示，适用于从某一检索范围中排除不需要的概念，可以缩小检索范围。表示为："A NOT B""A-B"，检索记录中含有检索词 A，但不能含有检索词 B 的文献。

（二）截词检索

截词检索是用截断的词的一个局部进行的检索，并认为凡满足这个词局部中的所有字符（串）的文献，都为命中的文献。截词检索是预防漏检、提高查全率的一种常用检索技术，大多数系统都提供截词检索的功能。

截词检索是西文检索系统中的常用技术。西文构词灵活，在词干上加上不同性质的

前缀和后缀，就可以派生出很多新的词汇。由于词干相同，派生出来的词在基本含义上是一致的，形态上的差别多半只具有语法上的意义。正是由于这个原因，检索者如果不在提问式中列出一个词的所有派生形式，在检索时则很容易出现漏检。截词检索的作用就是防止漏检、提高查全率。

根据截断的位置不同，截词检索可分为前截断、后截断、中截断 3 种类型。截词检索中常用的符号有"？"或"*"。"？"为有限截词，只代表一个字符；"？？"代表两个字符；"*"为无限截词，可代表多个任意字符。

1. 前截断

将截词符号放置在字符串左方，以表示其左的有限或无限个字符不影响该字符串的检索，这种方式称为检索词的前截断。从检索性质上讲，前截断是后方一致检索。目前支持前截断检索的系统不多。

2. 后截词

也称前方一致。它是将截词符放在字符串的后面，用以表示以相同字符串开头，而结尾不同的所有词。后截词主要用于以下 4 个方面：

① 词的单复数变化，如"cat?"可检出 cat、cats 的文献记录。
② 同根词，如"biolog?"可检出 biology、biologist、biological 等文献记录。
③ 年代，如"19??"（20 世纪）、"20??"（21 年代）。
④ 作者，如用"李 *"可检出所有姓李的作者。

3. 中截断

常用于处理英美不同拼法及不规则单复数变化的检索词，如"an?emia"可检出记录中含有 anemia 和 anaemia 的文献。

任何一种截词检索，都隐含着布尔逻辑检索的"或"运算。采用截词检索时，既要灵活又要谨慎，截词的部位要适当，如果截得太短（输入的字符不得少于 3 个），将影响查准率。另外，不同的检索系统使用的截词符不同，各数据库所支持的截断类型也不同。

（三）限制检索

在检索系统中，使用缩小和限定检索范围的方法称为限制检索。限定检索条件多种多样，常用的是字段限制。它是限定检索词必须在数据库记录中规定的字段范围内出现的信息方为命中信息的一种检索方法。通常数据库中可供检索的字段分为主题字段和非主题字段。其中，主题字段如题名（Title）、主题词（MeSH）、文摘（Abstract）等，非主题字段如作者（Author）、文献类型（Document Type）、语种（Language）、出版年份（Publication Year）等。如在 MEDLINE 中 hypertension in TI 可检出题名中含有 hypertension 一词的文献。

注意，不同的检索系统所设立的字段是互不相同的，即使使用同一字段，也可能采用不同的字段代码，因此，在进行字段检索时，先参阅系统及数据库的说明。

（四）模糊检索

即根据检索对象的模糊特征来查找所需内容。在传统的信息检索领域，最流行的查询是：精确的查询条件和与满足查询条件的结果。但在实际使用中，有许多查询条件不能精确定义，查询结果只是一组与查询条件近似匹配的对象。模糊检索允许被检索信息和检出信息之间存在一定的差异，查询条件可以是不确切的，查询结果可以是近似的。例如，用户以"使用中药"作为检索词，假如检索工具支持模糊检索，那么数据库中标引为"中药的使用""中药使用"等都能检索到。

（五）概念检索

概念检索是人工智能和信息检索相结合的检索技术，是实现智能信息检索的重要方式之一。概念检索通过构建概念之间的相关性（语义库），将用户的查询请求以概念的形式进行扩展，然后提交到检索系统，输出查询结果，并按语义库中概念之间的相关性对查询文档进行排序，提高了信息的查准率和查全率。例如检索"实验动物"时，能检索到"大鼠""兔子"等；查询"李时珍"时，则能检索到"本草纲目"等。

第四节 信息道德与法律

一、信息道德修养

信息道德规范要求每一个运用信息技术的人要采取一种负责任的、诚实的方式，在获取、处理、发布信息的时候，不损害他人、社会和公众的利益。良好的道德修养包括：不阅读、不复制、不传播、不制作危害国家安全、妨碍社会稳定、污染社会环境的反动、暴力、色情等有害信息；不制作、不故意传播计算机病毒，不模仿计算机"黑客"的行为；不随意修改公用计算机的设置，不窃取他人的密码，不偷看或者擅自删改他人的文件；不剽窃他人的作品，不使用盗版软件；不沉迷于网络、游戏等。

良好的信息道德是信息素质中不可或缺的部分，也是构建一个健康发展的信息社会必不可少的要素。对于当代大学生来说，信息道德教育尤为重要，作为未来信息社会的中坚力量，其信息素质决定着整个社会的信息素质。所以，培养大学生的信息道德就成为发展健康信息社会的关键。

二、学术规范

学术规范是指学术共同体内形成的进行学术活动的基本伦理道德规范，或者根据学术发展规律制定的有关学术活动的基本准则。学术规范的内容主要包括：学术研究规范、学术引用规范、学术评审规范、学术批评规范、学术管理规范等。

三、学术不端行为

学术不端行为是指在科学研究和学术活动中的各种造假、抄袭、剽窃和其他违背学术活动公序良俗的行为。主要有以下七种行为：①故意捏造数据或结果，破坏原始数据的完整性，篡改实验记录和图片，在职称申报、求职、成果申报、项目申请中作虚假陈述，提供虚假论文发表证明、获奖证书等。②抄袭他人作品。③成果发表时一稿多投。④干扰和妨碍他人进行科学研究和学术活动。⑤参与或合谋隐匿学术劣迹。⑥不公平的评审。⑦以学术团体、专家的名义参与商业广告宣传。

教育部颁布的首部处理学术不端行为的部门规章《学位论文作假行为处理办法》（以下简称《办法》）规定了以下5种学位论文作假行为情形：①购买、出售学位论文或者组织学位论文买卖的。②由他人代写、为他人代写学位论文或者组织学位论文代写的。③剽窃他人作品和学术成果的。④伪造数据的。⑤有其他严重学位论文作假行为的。《办法》还规定：为他人代写、出售学位论文或者组织学位论文买卖、代写的人员，属于在读学生的，可给予开除学籍处分；属于学位授予单位的教师或其他工作人员的，可开除或解除聘任合同。指导教师、相关院系及相关责任人未尽到相应职责的，也可能被追责。

四、著作权

著作权又称版权，是指作者及其他权利人对文学、艺术和科学作品享有的人身权和财产权的总称。

（一）著作人身权

著作人身权又称著作精神权利，是指作者通过创作表现个人风格的作品而依法享有获得名誉、声望和维护作品完整性的权利，享有的各种与人身相联系或者密不可分而又无直接财产内容的权利。该权利由作者终身享有，不可转让、剥夺和限制。作者死后，一般由其继承人或者法定机构予以保护。著作人身权包括：发表权（决定作品是否公之于众的权利）、署名权（表明作者身份，在作品上署名的权利）、修改权（修改或者授权他人修改作品的权利）、保护作品完整权（保护作品不受歪曲、篡改的权利）。

（二）著作财产权

著作财产权是作者依法享有的对其作品的自行使用或被他人使用而享有经济利益的权利，包括：复制权（以印刷、复印、拓印、录音、录像、翻录、翻拍等方式将作品制作一份或者多份的权利）、发行权（以出售或者赠与方式向公众提供作品的原件或者复制件的权利）、出租权（有偿许可他人临时使用电影作品和以类似摄制电影的方法创作的作品、计算机软件的权利等）、展览权（公开陈列美术作品、摄影作品的原件或者复制件的权利）、表演权（公开表演作品，以及用各种手段公开播送作品的表演的权利）、放映权（通过放映机、幻灯机等技术设备公开再现美术、摄影、电影和以类似摄制电影的方法创作的作品等的权利)、广播权(以无线方式公开广播或者传播作品,以有线传播或者转播的方式向公众传播广播的作品,以及通过扩音器或者其他传送符号、声音、图像的类似工具向公众传播广播的作品的权利)、信息网络传播权(以有线或者无线方式向公众提供作品,使公众可以在其个人选定的时间和地点获得作品的权利)、摄制权(以摄制电影或者以类似摄制电影的方法将作品固定在载体上的权利)、改编权(改变作品,创作出具有独创性的新作品的权利)、翻译权(将作品从一种语言文字转换成另一种语言文字的权利)、汇编权(将作品或者作品的片段通过选择或者编排,汇集成新作品的权利)以及应当由著作权人享有的其他权利。

署名权、修改权和保护作品完整权是著作人身权,对这三种著作人身权的保护,没有时间限制。而发表权虽然也是著作人身权,但其与著作财产权一样,有保护期的限制。发表权和著作财产权的保护期为作者终生及其死亡后50年,截止于作者死亡后第50年的12月31日,如果是合作作品,截止于最后死亡的作者死亡后的第50年的12月31日。法人或其他组织的作品、著作权(署名权除外)由法人或者其他组织享有的职务作品,其发表权和著作财产权的保护期为50年,截止于作品首次发表后第50年的12月31日,但作品自创作完成后50年内未发表的,著作权法不再保护。

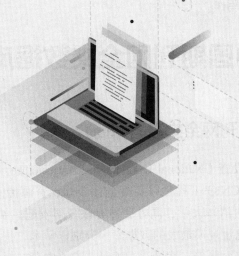

第二章

常用生物医药数据库的检索与利用

> **学习目标**

1. 掌握中国期刊网全文数据库检索系统。
2. 熟悉中国知网数据资源系统、万方数据资源系统、维普信息资源系统。
3. 了解中国生物医学文献服务系统、超星网。

> **素质目标**

1. 通过文献检索方式掌握常见生物医药数据库的检索和利用，查找和获取最新的研究成果、技术进展和学术文献，精进检索方法，明晰研究方向，提升自身综合研究能力，使学生在科技创新、敬业精神、工匠精神等方面形成共鸣。
2. 寓价值观引导于文献检索和利用之中，使学生塑造正确的人生观、价值观。

第一节　中国期刊网全文数据库检索系统

一、中国期刊网全文数据库简介

国家知识基础设施（National Knowledge Infrastructure，CNKI）的概念，由世界银行于 1998 年提出。CNKI 工程是以实现全社会知识资源传播共享与增值利用为目标的信息化建设项目，由清华大学、同方股份有限公司发起，始建于 1999 年 6 月。该数据库是世界上全文信息量规模最大的数据库，分别以学术、技术、政策指导、高等科普及教育类期刊为主，内容覆盖自然科学、工程技术、农业、哲学、医学、人文社会科学等各个领域。其产品分为十大专辑：基础科学、工程科技Ⅰ、工程科技Ⅱ、农业科技、医药卫生科技、哲学与人文科学、社会科学Ⅰ、社会科学Ⅱ、信息科技、经济与管理科学，十大专辑下分为 168 个专题。

二、检索方式

中国知网中的文献检索包括：期刊、博硕士、会议、报纸、外文文献、年鉴、百科、词典、统计数据、专利、标准、指数、法律、图片、成果、工具书、学术辑刊、古籍、引文等检索。

CNKI 提供初级检索、高级检索、专业检索等检索方式。

1. CNKI 主页

CNKI 主页如图 2-1 所示。

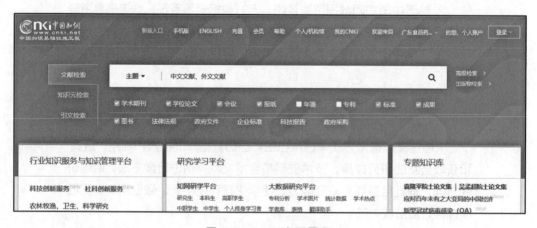

图 2-1　CNKI 主页界面

2. 初级检索

系统登录后，系统默认的主页界面为初级检索界面，见图 2-2。初级检索的步骤是：选择期刊来源类别，选择检索项，输入检索词、逻辑词，点击"检索"。

用户检索时可先选择"检索项",如图 2-2 所示。检索项下拉列表中有:全文、主题、篇名、作者、单位、篇关摘、关键词、摘要、被引文献、中图分类号及文献来源等。不同的检索项有不同的意义(见表 2-1),用户可根据实际情况选择。

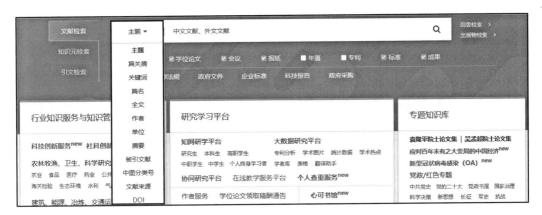

图 2-2 CNKI 初级检索界面

表 2-1 图 2-2 解析

检索项	解析
主题	文章或作品的全部内容表达出的基本观点
篇关摘	包括篇名、摘要、全文、小标题、参考文献的精确匹配,是指检索词作为一个整体在该检索项进行匹配,完整包含检索词的结果
关键词	出现在文献的标题(篇名、章节名)以及摘要、正文中,对表征文献主题内容具有实质意义的语词,亦即对揭示和描述文献主题内容来说是重要的、具有关键性的(可作为检索"入口"的)词语
篇名	标题、题目
全文	输入或复制粘贴大段的文字检索
作者	数据来源作者的姓名
单位	数据来源作者的工作单位
摘要	以提供文献内容梗概为目的,不加评论和补充解释,简明确切地记述文献重要内容的短文
被引文献	在学术研究过程中,对某一著作或论文的整体的参考或借鉴。征引过的文献在注释中已注明,不再出现于文后参考文献中
中图分类号	《中国图书馆分类法》(第五版)规定文章所在的门类、学科等信息
文献来源	该文献的出处,包括发表文献的期刊、作者、年代、卷、期、页码,如为书籍的文献来源,包括:著者、书名、出版社、出版年、页码(引用页码)等
DOI	每篇论文的 doi 代码具有唯一性,通过它可以方便、可靠地链接到论文全文

3. 高级检索

高级检索是通过逻辑关系的组合进行的快速查询方式。高级检索的步骤是：进入高级检索界面（见图 2-3），选择检索项，输入检索词、逻辑词，选择来源期刊、支持基金、支持基金的作者及作者单位。

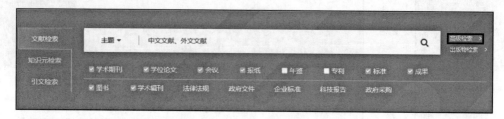

图 2-3　CNKI 高级检索界面入口

高级检索界面和相应解析分别见图 2-4 及表 2-2。

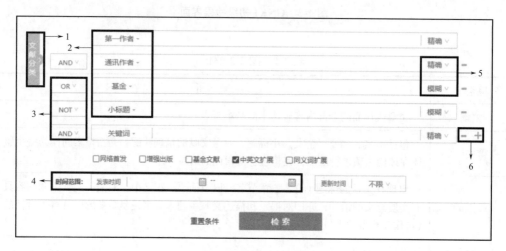

图 2-4　CNKI 高级检索界面

表 2-2　图 2-4 解析

图 2-4 编号	解析
1	文献分类，点击可进入如图 2-5 所示界面
2	高级检索的检索项，大部分已在表 2-1 中解释。第一作者：论文的主要贡献者和直接创作者，同时也是论文的第一权利、第一责任和第一义务者，发表时署名在第一位。通讯作者：论文的主要学术思想的提出者，通常是科研课题的主要负责人，负责与编辑部的一切通信联系和接受读者的咨询。基金：文献的基金支持来源
3	"并含"属于"逻辑与"关系，可用符号 "and" 或 "*"，表示为 A and B 或 A*B； "或含"属于"逻辑或"关系，可用符号 "or" 或 "+"，表示 A or B 或 A+B； "不含"属于"逻辑非"关系，可用符号 "not" 或 "-"，表示 A not B 或 A-B

续表

图 2-4 编号	解析
4	时间范围：指论文正式发行出版的日期范围区间
5	精确：检索结果完全等同或包含与检索字/词完全相同的词语 模糊：检索结果包含检索字/词或检索词中的词素
6	"+"表示增加一个检索条件栏目；"-"表示减少一个检索条件栏目

文献分类选择步骤：勾选所研究内容相关领域的学科分类，如有必要，可点击每个分类前的"+"以进行学科大类下精细学科的勾选（见图2-5）。其中学科大类分为：基础科学、工程科技Ⅰ辑、工程科技Ⅱ辑、农业科技、医药卫生科技、哲学与人文科学、社会科学Ⅰ辑、社会科学Ⅱ辑、信息科技、经济与管理科学。

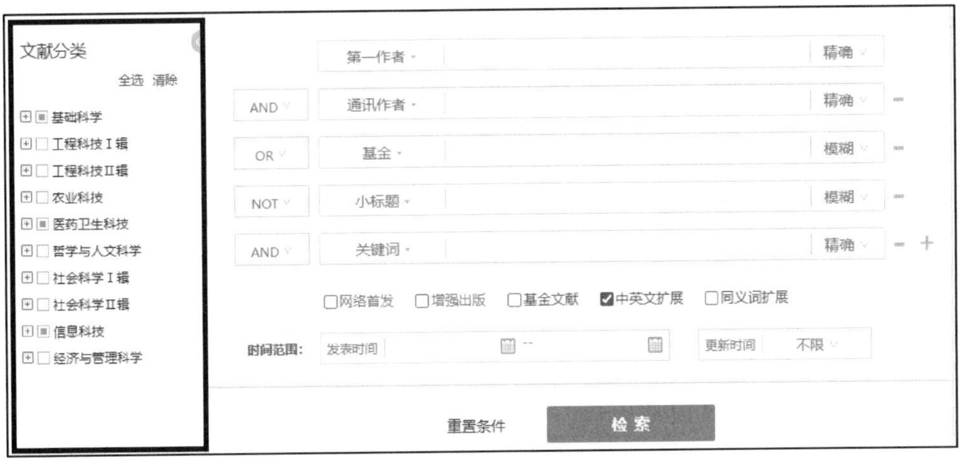

图 2-5　CNKI 文献分类界面

用高级检索方法，检索范文昌教授有关药膳与食疗的文章，步骤如下：

第一栏检索项选择"主题"，输入检索词"药膳食疗"，第二栏检索项选择"作者"，输入检索词"范文昌"，逻辑运算符选择用"AND"连接，点击"检索"，如图2-6所示。检索结果和相应解析分别见图2-7和表2-3所示。

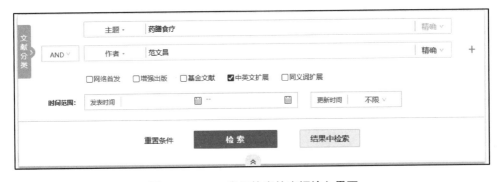

图 2-6　CNKI 高级检索检索词输入界面

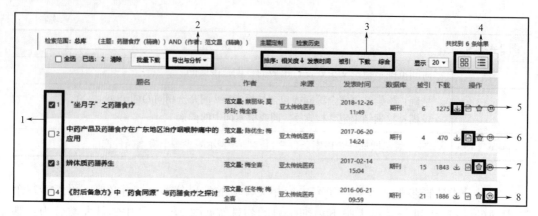

图 2-7 CNKI 高级检索结果界面

表 2-3 图 2-7 解析

图 2-7 编号	解析
1	为选择框,选中需要进行导出与分析的文章
2	导出选择的参考文献,可导出为格式引文,也可导出至文献管理软件
3	可按主题相关度、发表时间、被引次数、下载次数、综合方面进行排序
4	默认为右侧的列表模式,可点击切换为左侧的摘要模式,如图 2-8 所示
5	下载图标
6	HTML 阅读图标
7	收藏图标
8	引用图标,点击可快速生成引文格式,如图 2-9 所示

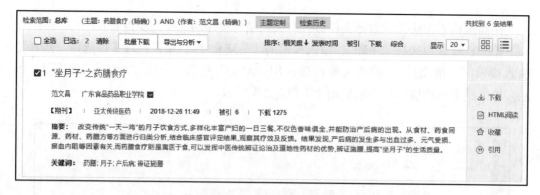

图 2-8 切换为摘要模式界面

4. 专业检索

专业检索是根据系统的检索语法编制检索式进行的检索。适用于熟练掌握检索技术的专业检索人员。检索方法:直接输入检索式。见图 2-10。

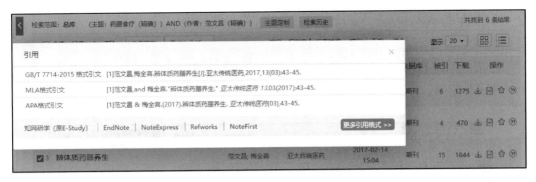

图 2-9　引用图标界面

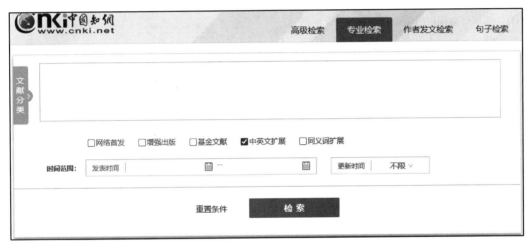

图 2-10　CNKI 专业检索界面

（1）选择可检索字段　SU%= 主题，TKA= 篇关摘，KY= 关键词，TI= 篇名，FT= 全文，AU= 作者，FI= 第一作者，RP= 通讯作者，AF= 作者单位，FU= 基金，AB= 摘要，CO= 小标题，RF= 参考文献，CLC= 分类号，LY= 文献来源，DOI=DOI，CF= 被引频次。

（2）使用匹配运算符构造表达式　"="表示相等或完整的记录；"%"表示含有检索词及其分词的记录，和一致匹配或与前面部分串匹配的记录；"%="表示完整或匹配检索词的记录。例如，精确检索关键词包含"药膳食疗"的文献：KY= 药膳食疗；模糊检索摘要包含"药膳食疗"的文献：AB % 药膳食疗，模糊匹配结果为摘要包含"药膳"和"食疗"的文献，"药膳"和"食疗"两词不分顺序和间隔；检索主题与"药膳食疗"相关的文献：SU %= 药膳食疗，主题检索推荐使用相关匹配运算符"%="。

（3）使用复合运算符构造表达式　"A"*"B"表示 A 并且包含 B；"A"+"B"表示 A 或者包含 B；"A"–"B"表示 A 不包含 B 等。

（4）使用逻辑运算符构造表达式　"< >"符号将表达式按照检索目标组合起来。使用 AND、OR、NOT 可以组合多个字段，构建如下的检索式：<字段代码><匹配运算符><检索值><逻辑运算符><字段代码><匹配运算符><检索值>，逻辑运算符"AND（与）""OR（或）""NOT（非）"前后要有空格。例如检索式：KY='药膳食疗' AND AU='范文昌'。

5. 其他检索

CNKI 主要的检索方式有初级检索、高级检索和专业检索，其余的还有作者发文检索、句子检索等。分别如图 2-11、图 2-12 所示。

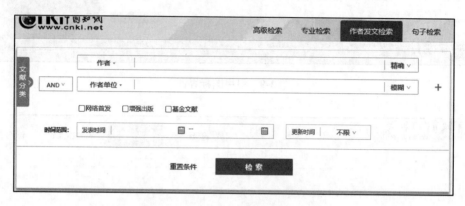

图 2-11　CNKI 作者发文检索界面

作者发文检索步骤：输入作者姓名、第一作者姓名、作者单位，进行检索。

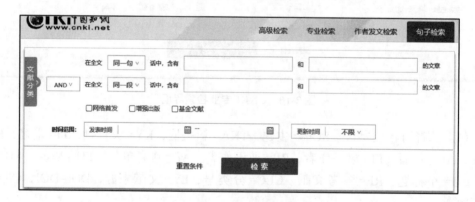

图 2-12　CNKI 句子检索界面

句子检索步骤：输入同一句或者同一段话中两个字词分别作为两个检索词。

第二节　万方数据资源系统

一、万方数据资源系统简介

万方数据知识服务平台（Wanfang Data Knowledge Service Platform）是在原万方数据资源系统的基础上，经过不断改进、创新而成，集高品质信息资源、先进检索算法技术、多元化增值服务、人性化设计等特色于一身，是国内一流的品质信息资源出版、增值服务平台。其中海纳中外学术期刊论文、学位论文、中外学术会议论文、标准、专利、科技成果、特种图书等各类信息资源，资源种类全、品质高、更新快，具有广泛的应用价值，其资源更新至 2023 年 4 月，共有 346327019 份资源可供检索，如图 2-13 所示。

期刊	共154412783条（2023年04月03日更新10746条）
学位	共6046927条（2023年03月08日更新51892条）
会议	共15143769条（2023年04月03日更新5490条）
专利	共150265019条（2023年03月29日更新206112条）
科技报告	共1268117条（2022年01月18日更新88676条）
科技成果	共644892条（2023年03月02日更新1688条）
标准	共2486065条（2023年03月29日更新5107条）
法律法规	共1469120条（2023年03月29日更新5086条）
地方志	共14557113条（2022年11月21日更新225526条）
视频	共33214条（2023年04月04日更新2973条）

图 2-13　万方数据库资源更新界面

二、检索方式

万方数据资源系统的学术论文检索包括：期刊、学位、会议、专利、科技报告、成果、标准、法规、地方志、视频等。万方数据知识服务平台提供初级检索、高级检索、专业检索等检索方式。

1. 万方数据知识服务平台主页

万方数据知识服务平台主页，如图 2-14 所示。

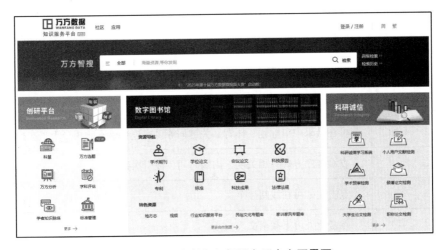

图 2-14　万方数据知识服务平台主页界面

2. 初级检索

登录系统后，系统默认的主页为初级检索界面，直接输入检索内容进行检索。如图 2-15 所示。

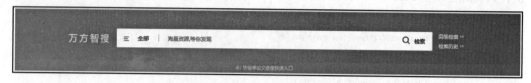

图 2-15　万方数据知识服务平台初级检索界面

例如：输入"广东地产清热解毒药"进行检索，进入如图 2-16 所示的初级检索结果界面。图 2-16 的解析见表 2-4。

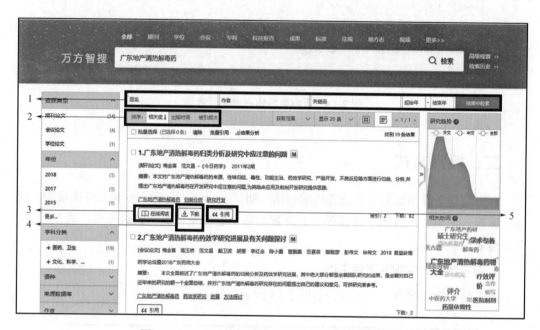

图 2-16　万方数据知识服务平台初级检索结果界面

表 2-4　图 2-16 解析

图 2-16 编号	解析
1	可在结果中对标题、作者、关键词等再次进行检索，相当于二次检索
2	查看排序方式：相关度、出版时间、被引次数
3	点击此处可在线阅读全文
4	点击此处可下载全文
5	点击可进入如图 2-17 所示部分界面

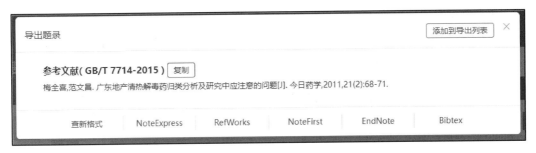

图 2-17 万方数据知识服务平台初级检索结果引用界面

3. 高级检索

高级检索是通过逻辑关系的组合进行的快速查询方式。检索方法：进入高级检索界面，选择文献类型、检索项，输入检索词，进行检索（如图 2-18 所示）。图 2-18 的解析见表 2-5。

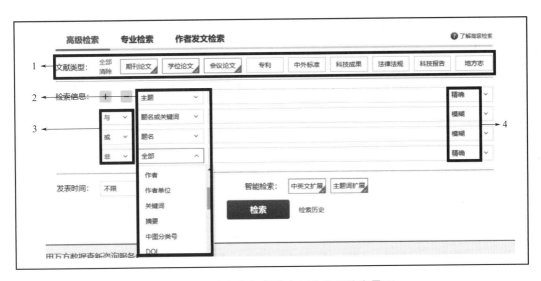

图 2-18 万方数据知识服务平台高级检索界面

表 2-5 图 2-18 解析

图 2-18 编号	解析
1	进行文献类型的选择
2	检索项
3	"与"属于"逻辑与"，可用"and"表示为 A*B。 "或"属于"逻辑或"，可用"or"表示为 A+B。 "非"属于"逻辑非"，可用"not"表示为 A^B
4	选择精确或模糊的检索词类型

例如，用高级检索方法，检索范文昌教授有关药膳与食疗的文章，选择检索项"作者"，输入检索词"范文昌"；选择检索项"题名或关键词"，输入检索词"药膳食疗"，点击"检索"。检索结果界面如图2-19所示。

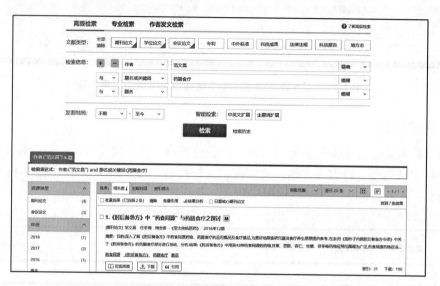

图2-19 万方数据知识服务平台高级检索结果界面

4. 专业检索

专业检索是根据系统的检索语法编制的检索式进行的检索。检索方法：选择文献类型，输入检索式。专业检索界面与可检字段界面见图2-20。

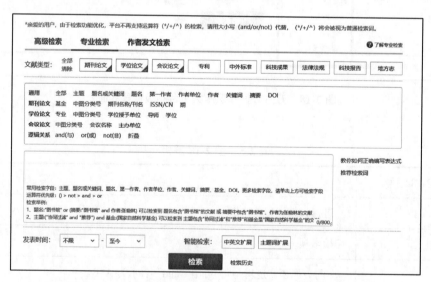

图2-20 万方数据知识服务平台专业检索界面与可检字段界面

其可检字段有：全部、主题、题名或关键词、题名、第一作者、作者单位、作者、关键词、摘要、DOI。文献类型对应相关可检字段见表2-6。

表 2-6 文献类型对应相关可检字段表

文献类型	可检字段
期刊论文	来源、期
学位论文	专业、学位授予单位、导师、学位
会议论文	来源、会议名称、主办单位、会议 id
外文期刊	期刊来源、期刊刊期
外文会议	会议名称
专利	申请号、专利权人、公告号、主权项、优先权、代理人
标准	发布单位
成果	省市、类别、成果水平、成果密级、获奖情况、行业、鉴定单位、申报单位、登记部门、联系单位、联系人
图书	出版单位、ISBN
法规	发文文号、效力级别、时效性、终审法庭
机构	负责人、经营项目、研究范围、办学层次、行业类名
专家	工作单位、专业领域、研究成果
新方志	编纂人员、编纂单位、条目来源

例如，输入检索式："题名或关键词：(药膳食疗) and 作者：(范文昌)"进行检索，可进入图 2-21 所示专业检索结果界面。

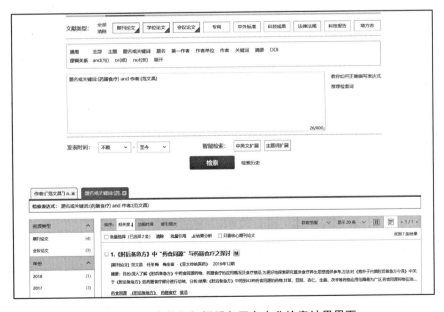

图 2-21 万方数据知识服务平台专业检索结果界面

5. 其他检索

万方数据知识服务平台除了有初级检索、高级检索、专业检索以外，还有期刊检索（图 2-22）、学位检索（图 2-23）、会议检索（图 2-24）、专利检索（图 2-25）、科技报告检索（图 2-26）、成果检索（图 2-27）、标准检索（图 2-28）、法规检索（图 2-29）、地方志检索（图 2-30）及视频检索（图 2-31）。

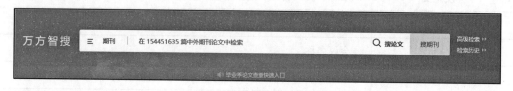

图 2-22　期刊检索界面

期刊检索步骤：输入论文名称或刊名，进行检索。

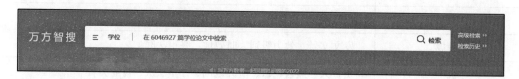

图 2-23　学位检索界面

学位检索步骤：输入检索词，进行检索。

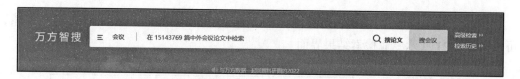

图 2-24　会议检索界面

会议检索步骤：输入检索词，进行检索。

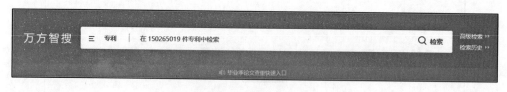

图 2-25　专利检索界面

专利检索步骤：输入检索词，进行检索。

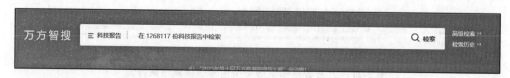

图 2-26　科技报告检索界面

科技报告检索步骤：输入检索词，进行检索。

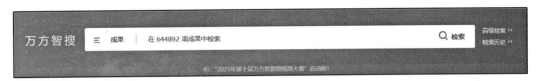

图 2-27　成果检索界面

成果检索步骤：输入检索词，进行检索。

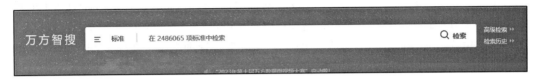

图 2-28　标准检索界面

标准检索步骤：输入检索词，进行检索。

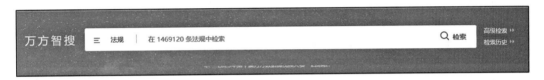

图 2-29　法规检索界面

法规检索步骤：输入检索词，进行检索。

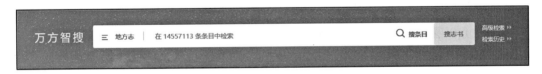

图 2-30　地方志检索界面

地方志检索步骤：输入检索词，进行检索。

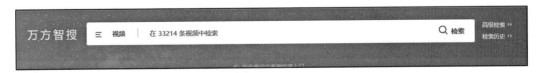

图 2-31　视频检索界面

视频检索步骤：输入检索词，进行检索。

第三节　维普信息资源系统

一、维普信息资源系统简介

维普网建立于 2000 年，经过 20 余年的商业建设，已经成为全球著名的中文信息服务网站，是中国最大的综合性文献服务网。其所依托的《中文科技期刊数据库》不但是中国第一个中文期刊文献数据库，也是中国最大的自建中文文献数据库。维普公司收录有中文报纸约 400 种、中文期刊 12000 多种、外文期刊 6000 余种；已标引加工的数据总量达 1500 万篇、3000 万页次，有 14 个学科分类（哲学、经济学、法学、教育学、文学、历史学、理学、工学、农学、医学、军事学、管理学、艺术学、交叉学科），如表 2-7 所示。

表 2-7　维普信息资源系统学科分类表

学科分类	哲学	马克思主义哲学，外国哲学，中国哲学，伦理学，逻辑学，宗教学，美学、科学技术哲学
	经济学	应用经济学，理论经济学
	法学	社会学，民族学，法学，政治学，中共党史党建学，纪检监察学，马克思主义理论，公安学
	教育学	心理学，体育学，教育学
	文学	中国语言文学，外国语言文学，新闻传播学
	历史学	考古学，中国史，世界史
	理学	地质学，海洋科学，地球物理学，地理学，大气科学，化学，天文学，数学，物理学，生物学，系统科学，统计学，科学技术史，生态学
	工学	电气工程，电子科学与技术，冶金工程，动力工程与工程热物理，仪器科学与技术，材料科学与工程，机械工程，光学工程，力学等
	农学	草学，林学，水产，畜牧学，兽医学，农业资源与环境，植物保护，作物学，园艺学等
	医学	护理学，中药学，药学，中西医结合，中医学，公共卫生与预防医学，口腔医学，临床医学，基础医学，特种医学，法医学
	军事学	军事训练学，军事后勤学，军队政治工作学，军队指挥学，军兵种作战学，联合作战学，战略学，军事思想与军事历史，军事管理学，军事装备学，军事智能

续表

学科分类	管理学	信息资源管理，公共管理学，农林经济管理，工商管理学，管理科学与工程
	艺术学	艺术学
	交叉学科	遥感科学与技术，设计学，国家安全学，集成电路科学与工程，区域国别学，纳米科学与工程，智能科学与工程

二、检索方式

1. 维普信息资源系统主页

通过维普全文库进入维普信息资源系统主页，如图 2-32 所示。

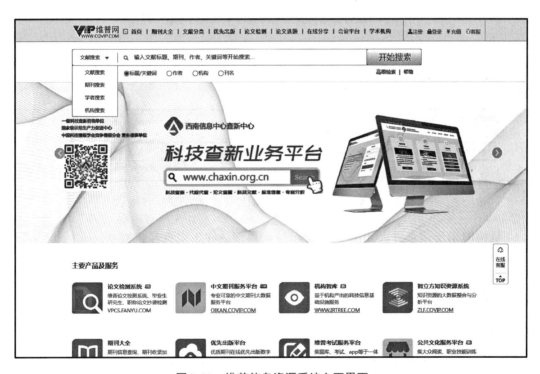

图 2-32　维普信息资源系统主页界面

维普信息资源系统检索方式包括：初级检索（文献搜索、期刊搜索、学者搜索、机构搜索）和高级检索。

2. 初级检索

系统登录后，系统默认的主页界面为初级检索界面，见图 2-32。初级检索分为：文献搜索、期刊搜索、学者搜索、机构搜索。

文献搜索步骤：进入如图 2-33 所示搜索界面，在 1 中选择标题/关键词、作者、机构、刊名，输入检索词进行检索。

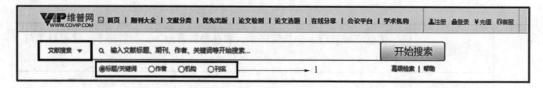

图 2-33　维普信息资源系统初级检索（文献搜索）界面

期刊搜索步骤：进入如图 2-34 所示搜索界面，在 1 中选择期刊名、作者、CN，输入检索词进行检索。

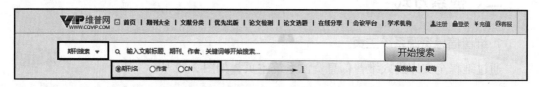

图 2-34　维普信息资源系统初级检索（期刊搜索）界面

学者搜索步骤：进入如图 2-35 所示搜索界面，在 1 中选择学者名、学科、单位，输入检索词进行检索。

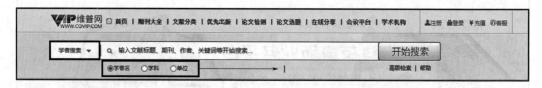

图 2-35　维普信息资源系统初级检索（学者搜索）界面

机构搜索步骤：进入如图 2-36 所示搜索界面，在 1 中选择机构名、地区、学科，输入检索词进行检索。

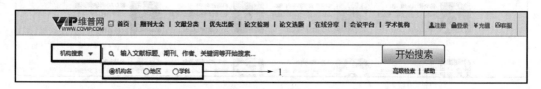

图 2-36　维普信息资源系统初级检索（机构搜索）界面

3. 高级检索

高级检索指在已设定的高级检索窗口中运用逻辑组配关系，查找同时满足多个检索条件的数据，在主检索界面上一次性实现本应多次检索的结果。高级检索的检索方式分为：向导式检索和检索式检索。向导式检索为读者提供分栏式检索词输入方法。除可选择逻辑运算、检索项、匹配度外，还可以进行相应字段扩展信息的限定，最大程度地提高了检准率。例如图 2-37 所示，选择检索项为"M=题名或关键词"，在 2 中输入检索词"广东地产清热解毒药"，选择逻辑关系"与"，再在 1 中选择"作者"，在 3 中输入"范文昌",点击"检索",可进入如图 2-38 所示检索结果界面。

检索式检索是指直接输入检索条件进行检索。如图 2-39 编号 1 为逻辑关系词,编号 2 中输入检索条件"M= 广东地产清热解毒药 AND A= 范文昌",点击"检索",可进入如图 2-38 所示检索结果界面。

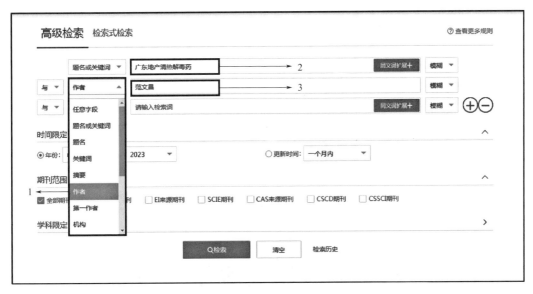

图 2-37 维普信息资源系统高级检索(向导式检索)界面

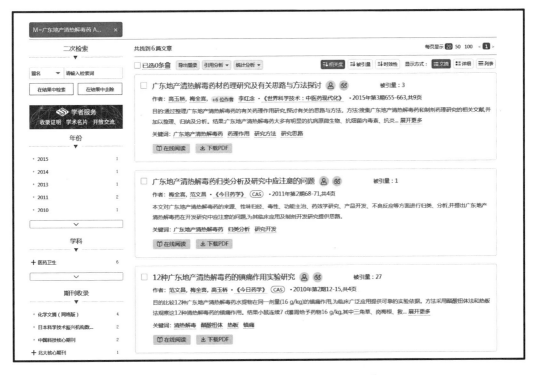

图 2-38 维普信息资源系统高级检索结果界面

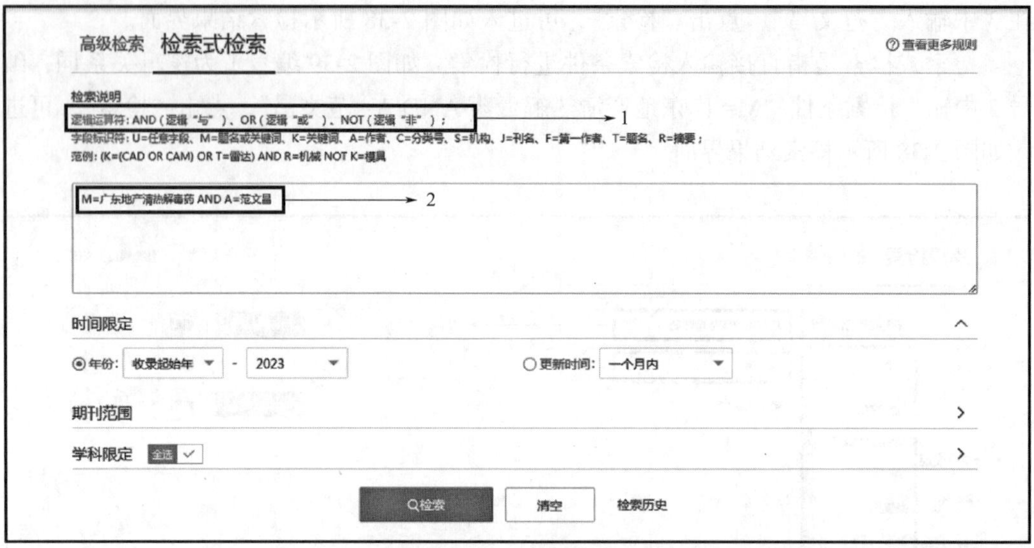

图 2-39 维普信息资源系统高级检索（检索式检索）界面

第四节　中国生物医学文献服务系统

一、中国生物医学文献服务系统简介

中国生物医学文献服务系统（SinoMed），由中国医学科学院医学信息研究所/图书馆开发研制，涵盖资源丰富，能全面、快速反映国内外生物医学领域研究的新进展。SinoMed 包括中文资源库和外文资源库，分别是中国生物医学文献数据库、中国医学科普文献数据库、北京协和医学院博硕学位论文库、西文生物医学文献数据库（WBM），学科范围广泛，年代跨度大，更新及时。如图 2-40 所示。

二、中国生物医学文献服务系统——文献检索

文献检索是指系统支持对多个数据库进行同时检索。在文献检索时，根据需要可以选择一个或多个数据库进行检索。文献检索分为：跨库检索、快速检索、高级检索、主题检索及分类检索。

1. 跨库检索

进入中国生物医学文献服务系统（SinoMed），首先呈现的即是跨库检索。跨库检索能同时在 SinoMed 平台集成的所有资源库进行检索。首页的检索输入框即是跨库快速检索框，其右侧是跨库检索的高级检索，点击后进入跨库高级检索。跨库检索主页的界面如图 2-41 所示。

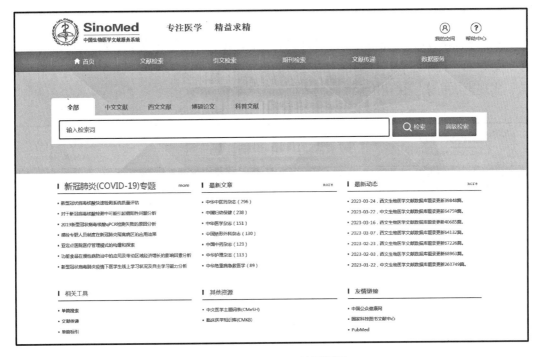

图 2-40　SinoMed 首页界面

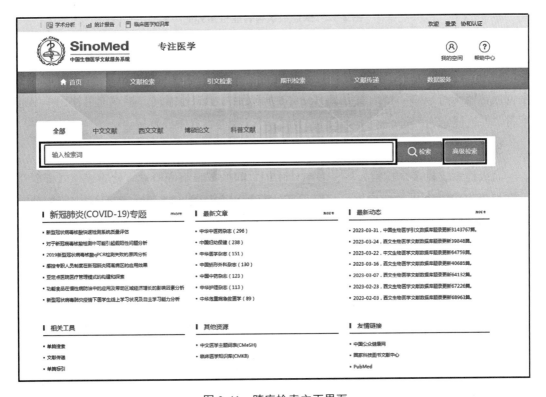

图 2-41　跨库检索主页界面

2. 快速检索

快速检索默认在全部字段内执行检索，且集成了智能检索功能，使检索过程更简单、更全面。检索过程以详细检索表达式的形式展示，可直接对详细检索表达式进行修改，实现再次检索。快速检索主页的界面如图 2-42 所示。

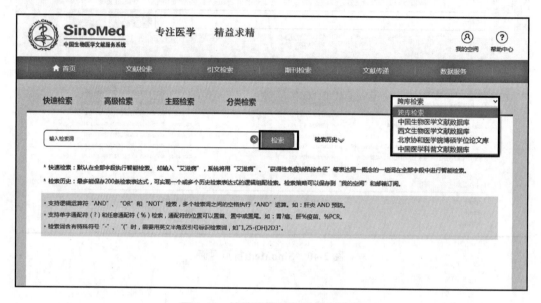

图 2-42 快速检索与智能检索界面

检索步骤：输入检索词或片段，点击"检索"即可。在检索中多个检索词之间的空格默认为"AND"运算，也可使用逻辑运算符"AND""OR"和"NOT"。检索词为多字词或含特殊符号"-"""（"等，用英文半角双引号标识检索词。检索词可使用单字通配符"?"、任意通配符"%"，通配符的位置可以置首、置中或置尾。

3. 高级检索

高级检索支持多个检索入口、多个检索词之间的逻辑组配检索。检索表达式即时显示在编辑窗口，直接进行编辑。高级检索主页界面如图 2-43 所示。编号 1 表示构建字段，常用字段包括：常用字段、全部字段、标题、摘要、作者、作者单位及文献来源。编号 2 表示检索逻辑词，包括：AND、OR、NOT。检索步骤：选择构建表达式和检索逻辑词，输入检索词，点击"检索"即可。

4. 主题检索

主题检索，是基于主题概念检索文献，支持多个主题词同时检索，有利于提高查全率和查准率。主题检索主页界面如图 2-44 所示。

检索步骤：选择检索入口，输入检索词或片段，点击"查找"即可。输入检索词后，系统将在《医学主题词表（MeSH）》中文译本及《中国中医药学主题词表》中查找对应的中文主题词，也可通过主题导航逐级展开来查找。

第二章 常用生物医药数据库的检索与利用

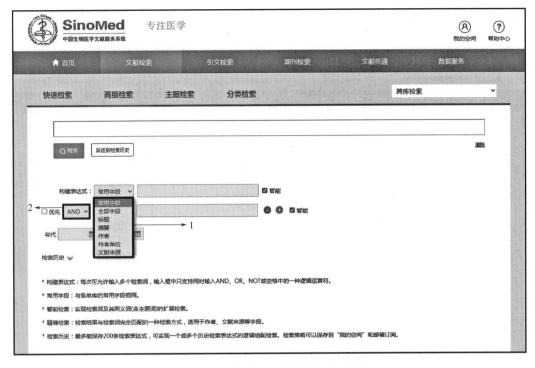

图 2-43 跨库检索（高级检索）界面

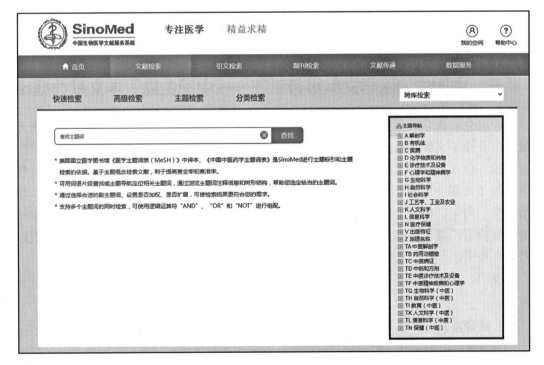

图 2-44 跨库检索（主题检索）界面

5. 分类检索

分类检索是从文献所属的学科角度进行查找，支持多个类目同时检索，能提高族性检索效果。主页如图 2-45 所示。

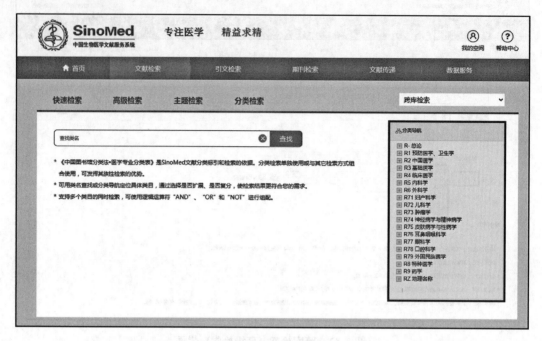

图 2-45 跨库检索（分类检索）界面

检索步骤：选择所需的检索入口，输入检索词或片段，点击"查找"即可，也可通过分类导航逐级展开来查找。

三、中国生物医学文献服务系统——中国生物医学文献数据库

中国生物医学文献数据库是由中国医学科学院医学信息研究所于 1994 年研制开发的综合性中文医学文献数据库。收录 1978 年以来 1600 余种中国生物医学期刊，以及汇编、会议论文的文献题录 400 余万篇，全部题录均进行主题标引和分类标引等规范化加工处理。年增文献 35 余万篇，每月更新。学科涉及基础医学、临床医学、预防医学、药学、中医学以及中药学等生物医学领域的各个方面，是目前国内医学文献的重要检索工具。中国生物医学文献数据库分为：快速检索、高级检索、主题检索以及分类检索。

说明：中国生物医学文献数据库的主题检索以及分类检索如同文献检索的检索方法。

1. 快速检索

中国生物医学文献数据库的快速检索是默认在全部字段执行的智能检索。中国生物医学文献数据库快速检索的主页界面如图 2-46 所示。

检索步骤：输入检索词或片段，点击"检索"即可，系统自动检出含"检索词"的所有文献。

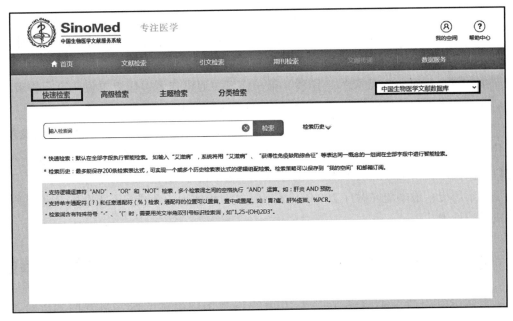

图 2-46　中国生物医学文献数据库快速检索的主页界面

2. 高级检索

中国生物医学文献数据库的高级检索中可进行智能检索、精确检索、限定检索等检索。高级检索主页界面如图 2-47 所示。

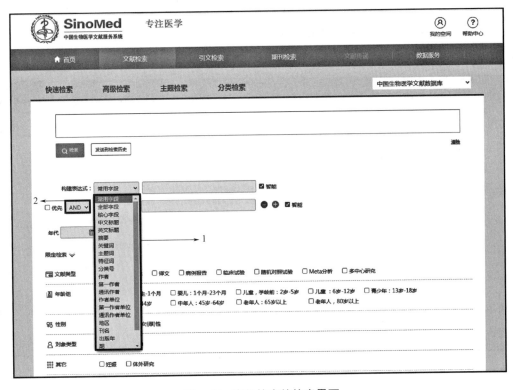

图 2-47　高级检索的检索界面

构建表达式（图 2-47 编号 1）：每次可允许输入多个检索词，输入框（图 2-47 编号 2）中只支持同时输入 AND、OR、NOT 或空格中的一种逻辑运算符。图 2-47 中构建表达式包括：常用字段、全部字段、核心字段、中文标题、英语标题、摘要、关键词、主题词、特征词、分类号、作者、第一作者、通讯作者、作者单位、第一作者单位、通讯作者单位、地区、刊名、出版年、期、ISSN、基金。

智能检索：自动实现检索词及其同义词（含主题词）的同步扩展检索。精确检索：是检索结果等同于检索词的一种检索，适用于分类号、作者、刊名等字段。限定检索：可以方便使用者限定文献的年代、文献类型、年龄组、性别、研究对象等。

检索历史：最多允许保存 200 条检索表达式，可实现一个或多个历史检索表达式的逻辑组配检索。

四、中国生物医学文献服务系统——中国医学科普文献数据库

中国医学科普文献数据库收录 2000 年以来国内出版的医学科普期刊近百种，重点突显养生保健、心理健康、生殖健康、运动健身、医学美容、婚姻家庭、食品营养等与医学健康有关的内容。双周更新。中国医学科普文献数据库分为：快速检索、高级检索、主题检索、分类检索。中国医学科普文献数据库的主页界面如图 2-48 所示。

说明：中国医学科普文献数据库的检索方法，如同中国生物医学文献数据库的检索。

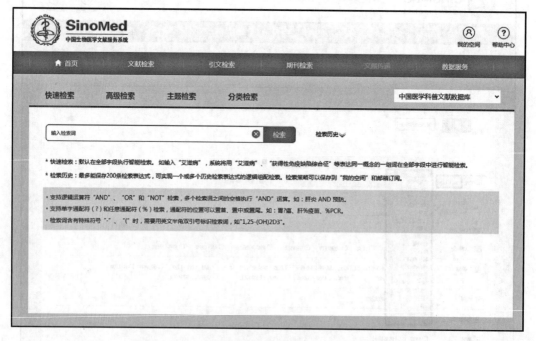

图 2-48　中国医学科普文献数据库的主页界面

五、中国生物医学文献服务系统——北京协和医学院博硕学位论文库

北京协和医学院博硕学位论文库收录 1985 年以来北京协和医学院培养的博士、硕士研究生学位论文，学科范围涉及医学、药学各专业领域及其他相关专业，内容前沿、丰富，可在线浏览全文。每季更新。北京协和医学院博硕学位论文库分为：快速检索、高级检索、主题检索、分类检索。

说明：北京协和医学院博硕学位论文库的快速检索、高级检索、主题检索、分类检索的检索方法，如同中国生物医学文献数据库的检索。

北京协和医学院博硕学位论文库的主页界面如图 2-49 所示。

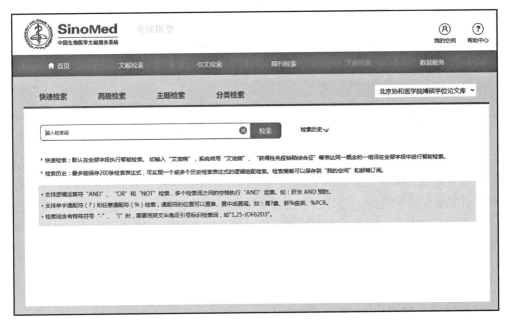

图 2-49 北京协和医学院博硕学位论文库的主页界面

六、中国生物医学文献服务系统——西文生物医学文献数据库

西文生物医学文献数据库收录 6500 余种世界各国出版的重要生物医学期刊文献题录 2000 余万篇，其中馆藏期刊 4800 余种，OA 期刊 2400 余种；年代跨度大，部分期刊可回溯至创刊年，全面体现北京协和医学院图书馆悠久丰厚的历史馆藏。年增文献 60 余万篇，双周更新。西文生物医学文献数据库分为：快速检索、高级检索、主题检索、分类检索、期刊检索及作者检索。

说明：西文生物医学文献数据库的快速检索、高级检索、主题检索、分类检索的检索方法，如同中国生物医学文献数据库的检索。

西文生物医学文献数据库的主页界面如图 2-50 所示。

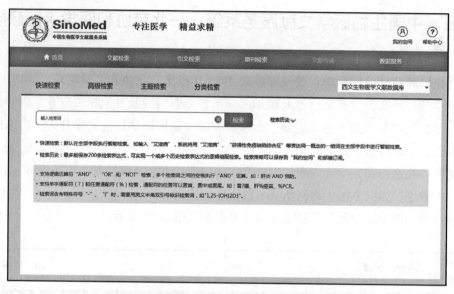

图 2-50　西文生物医学文献数据库的主页界面

七、中国生物医学文献服务系统——引文检索

引文检索支持从被引文献题名、主题、作者/第一作者、出处、机构/第一机构、资助基金等途径查找引文，帮助了解感兴趣的科研成果等在生物医学领域的引用情况，针对被引文献作者、机构、出处、资助基金检索项增加智能提示功能。同时，支持发表年代、施引年代的限定检索，亦支持对检索结果从发表时间、期刊、作者、机构、期刊类型维度做进一步聚类筛选。

引文检索界面如图 2-51 所示。

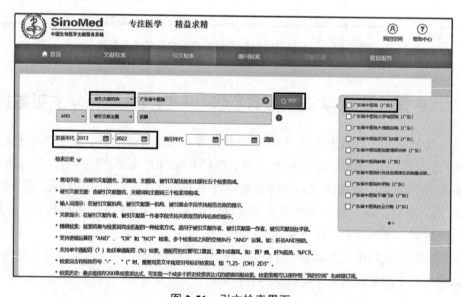

图 2-51　引文检索界面

检索步骤：如检索"广东省中医院于2013～2022年间发表文献的被引用情况"，只需进行如下操作。进入引文检索页面，检索入口选择"被引文献机构"，输入"广东省中医院"，在弹出的提示框中选择"广东省中医院〔广东〕"，在发表年代处选择"2013"和"2022"，点击"检索"，即可查看到所需结果。

八、中国生物医学文献服务系统——期刊检索

支持对中国生物医学学术期刊、中国生物医学科普期刊及西文生物医学期刊进行一站式整合检索，直接查看该刊某年、卷、期发表的文献。中国生物医学文献服务系统期刊检索中的检索入口有：刊名、出版地、出版单位、期刊主题词、ISSN。期刊检索的主页界面如图2-52所示。

检索步骤：选择检索入口，输入检索词，点击"查找"即可。

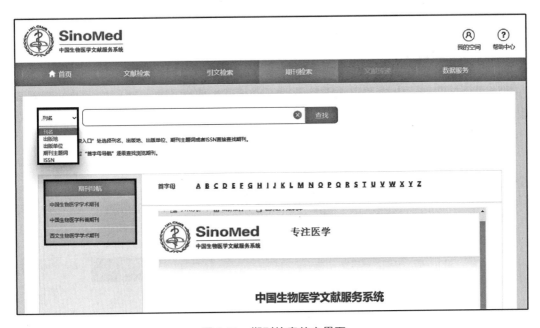

图 2-52　期刊检索的主界面

第五节　超星网

一、超星网简介

超星，曾用名超星数字图书馆、超星数字图书网，成立于1993年，是国内专业的数字图书馆解决方案提供商和数字图书资源供应商。网站提供超星名师讲坛、超星期刊服务。如图2-53所示。

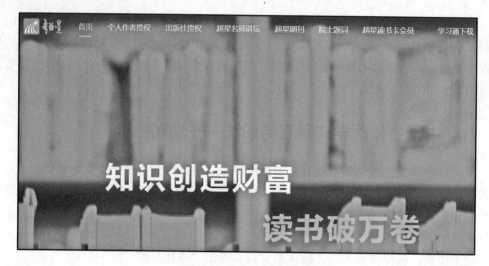

图 2-53 超星网主页界面

二、超星期刊

访问超星期刊，IP 内用户无需登录即可直接进入搜索首页，使用检索及文献下载服务，如图 2-54 所示。

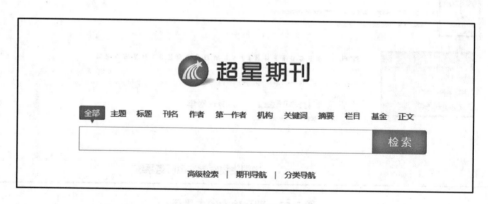

图 2-54 超星期刊检索界面

1. 基本检索

图 2-54 中检索框上方提供有全部字段、主题、标题、刊名、作者、第一作者、机构、关键词、摘要、栏目、基金、正文十二个检索字段，用户可以根据需要选择字段进行检索。检索框中输入查询词，点击"检索"即可查找相关期刊文献。

2. 高级检索

点击搜索框下方"高级搜索"链接（见图 2-54），进入高级检索页面。点击"+""-"符号可以增加或减少检索条件。支持对一个字段内多个关键词以并含、或者、不含三种检索关系，进行括号内的逻辑运算。例如检索《农产品加工》一刊内，由范文昌或者王步江发表的关于药膳或营养成分的相关文献。如图 2-55 所示。

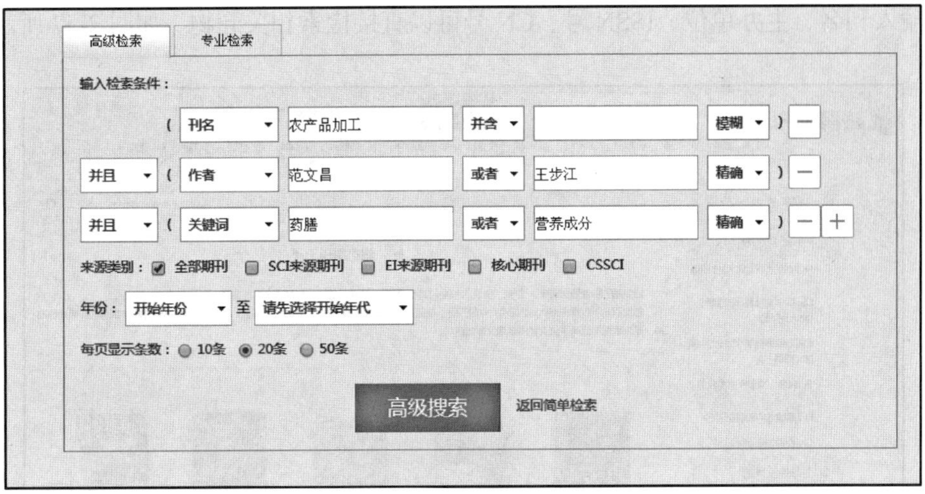

图 2-55　超星期刊高级检索界面

3. 分面功能

通过采用分面分析法，可将搜索结果按各类文献是否有全文的维度、语言维度、学科维度、时间维度、作者维度、机构维度、权威工具收录维度以及全文来源维度等进行任意维度的聚类。例如，关于"药膳"在2022～2023年期间被收录的文献情况，如图2-56所示。

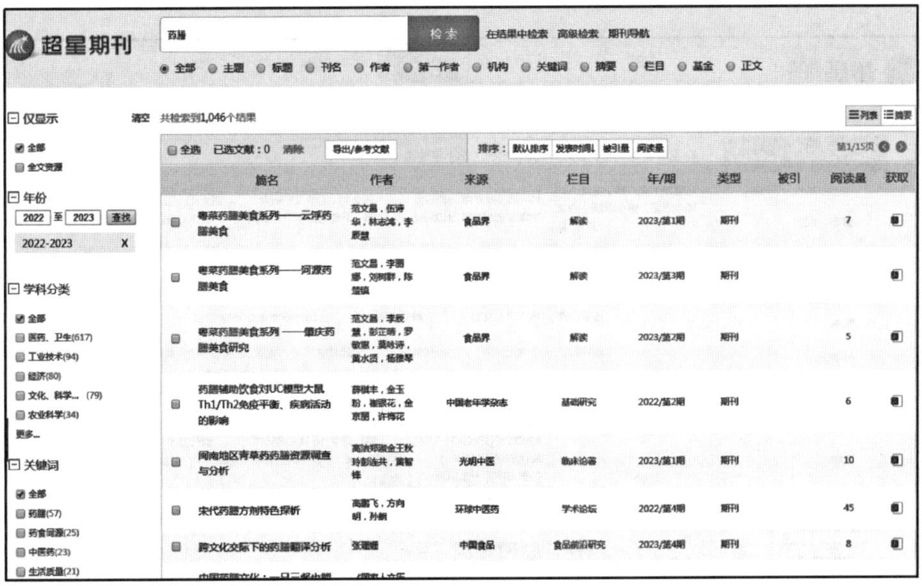

图 2-56　超星期刊分面功能

4. 期刊导航

点击搜索框下方"期刊导航"链接（见图2-54），进入期刊导航页面。点击左侧各分类导航中的一级分类、二级分类，可以查看属于相应类别的期刊。在页面左上角的搜索框输入刊名、主办单位、ISSN 号、CN 号可以直接检索相关刊物。如图 2-57 所示。

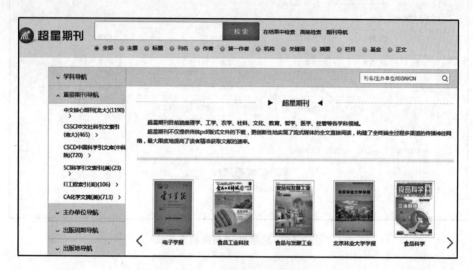

图 2-57　超星期刊导航页面

5. 分类导航

点击搜索框下方"分类导航"链接（见图 2-54），进入分类导航页面。点击左侧学科分类下一级分类，再点击右侧二级分类的链接，可以看到属于相应类别的期刊文章。如图 2-58 所示。

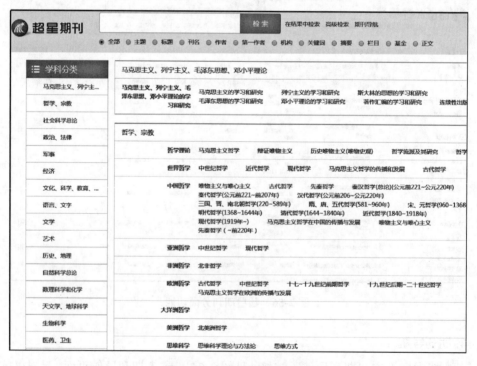

图 2-58　超星分类导航页面

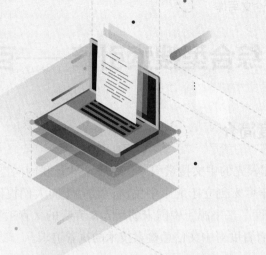

第三章

搜索引擎与医药网站论坛

> **学习目标**
>
> 1. 掌握综合型搜索引擎——百度的检索方式、谷歌搜索引擎检索方式。
> 2. 熟悉医药网站论坛——丁香园的检索方式。
>
> **素质目标**
>
> 1. 在文献检索与科技论文写作课程教学中,通过对搜索引擎与医药网站论坛的探析与教学使用,阐述医学网站论坛的学术表达,挖掘其蕴含的文化素养和科学素养,为建设课程思政内容的体系奠定基础,激发学生钻研精神和工匠精神,帮助其培养严谨的科学研究态度,树立坚定的理想信念。
> 2. 引导正确的学术道德规范,让学生了解应具备的学术职业素养,提升自身创新能力、塑造系统思维。

第一节　综合型搜索引擎——百度

一、百度简介

百度是全球领先的中文搜索引擎，基于全球互联网向广大受众提供中文检索服务。2000年1月由李彦宏创立于北京中关村，致力于向人们提供"简单，可依赖"的信息获取方式。"百度"二字源于中国宋朝词人辛弃疾的《青玉案·元夕》词句"众里寻他千百度"，象征着百度对中文信息检索技术的执着追求。

二、检索方式

（一）百度主页

通过百度主页即可使用百度检索系统，默认进入网页搜索，如图3-1所示。

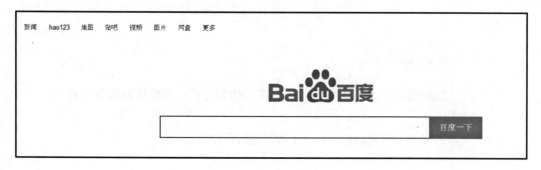

图3-1　百度主页界面

百度主页中搜索服务包括新闻、网页、百度翻译、图片、视频、百度识图、地图、百度学术及更多产品（如图3-2所示），更多产品包括导航服务、社区服务、游戏娱乐、移动服务、站长与开发者服务、软件工具。

（二）百度检索语法

掌握和运用百度检索语法规则可有效提高搜索准确率，百度检索语法如下：

1. 空格

所连接的关键词之间是"与"的关系，例如，在检索栏中输入"广东地产清热解毒药 范文昌"（如图3-3所示），再点击"百度一下"，即可进入如图3-4所示的检索结果界面。

2. |

所连接的关键词之间是"或"的关系。例如，药膳|四季药膳。

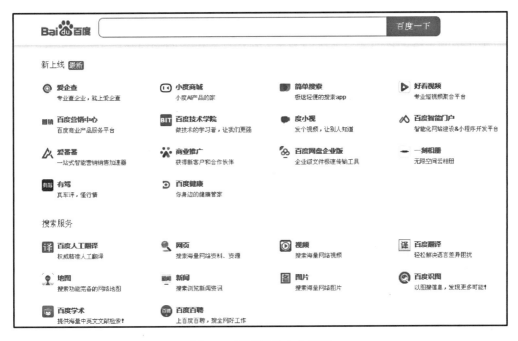

图 3-2 百度产品大全界面

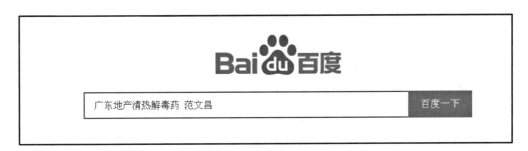

图 3-3 百度检索语（空格）检索界面

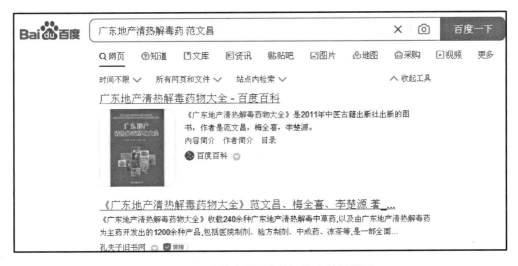

图 3-4 百度检索语（空格）检索结果界面

3. -

所连接的关键词之间是"非"的关系。例如,药膳 – 四季药膳。

4. " "

" "中的内容作为一个整体被搜索。例如,"四季药膳"。

5.《 》

《 》中的内容作为一个整体被搜索,且《 》会出现在搜索结果中。例如,《四季药膳》。

6. filetype

把搜索范围限定在特定条件类型中。文件类型可选的文档格式包括:全部、doc、pdf、ppt、xls、txt。例如,filetype:doc。

(三)百度搜索方式

百度检索功能主要有:网页、学术、资讯、知道、图片、视频、地图、采购、文库等。查询时只需点击需检索的选项,在搜索框中输入检索词即可进行相应的检索。

1. 百度网页

在百度主页搜索框中输入需要查询的关键词,可以是任意中文、英文、数字,或者三者混合体,点击"百度一下"按钮或敲回车键,百度就会自动找到相关网站和资料。查询结果包括网页标题、网址、动态摘要、网页快照和网页预览以及更多结果的链接,并将关键词用红色字体标明。例如,在百度主页搜索框中输入"广东地产清热解毒药",点击"百度一下",即可进入如图3-5所示的检索结果界面。

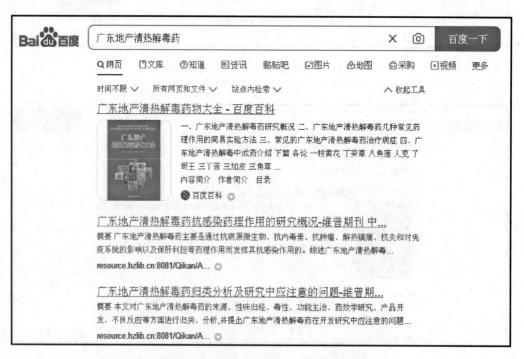

图3-5 基本检索(百度网页)结果界面

2. 百度学术

该功能于 2014 年 6 月上线，是百度旗下的学术资源搜索平台，致力于将资源检索技术和大数据挖掘分析能力贡献于学术研究，优化学术资源生态，引导学术价值创新，为科研工作者提供全面的学术资源检索和科研服务体验。百度学术包括"论文查重""学术分析""期刊频道""学者主页""开题分析""文献互助"六大重要功能，点击对应标签直接跳转至相应功能，如图 3-6 所示。

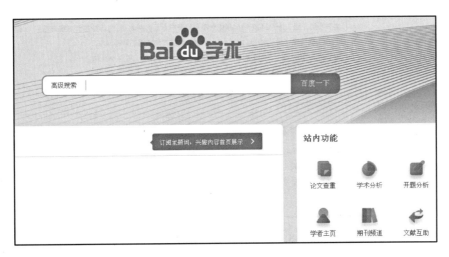

图 3-6　百度学术界面

百度学术能够识别并且满足多种不同表达方式的检索需求，并提供一系列精细化小功能，一步打磨用户体验。

（1）基本检索

① 关键词 / 主题检索　用户可在检索框内输入关键词或主题词快速检索。图 3-7 所示为百度学术关键词 / 主题检索结果界面。

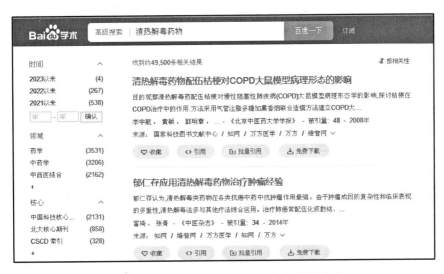

图 3-7　百度学术关键词 / 主题检索结果界面

② 标题检索　支持输入文献标题检索，如果论文标题准确，则会直接链接到检索结果页；如果同一标题对应多篇文献，则会聚合同时展示。如图 3-8 所示。

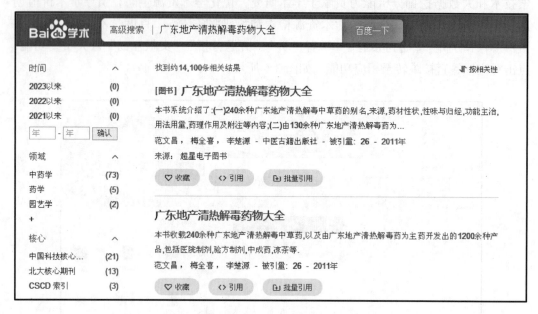

图 3-8　百度学术标题检索结果界面

③ DOI 搜索　可通过输入 DOI 检索文献。如图 3-9 所示。

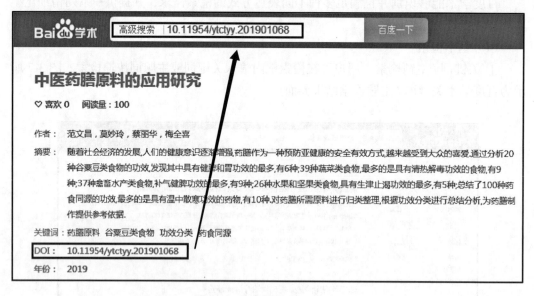

图 3-9　百度学术 DOI 检索

④ 参考文献检索　当输入词为参考文献格式表示的一串内容时，搜索结果能够自动分析该格式，可找到目标文献。如图 3-10 所示。

第三章 搜索引擎与医药网站论坛

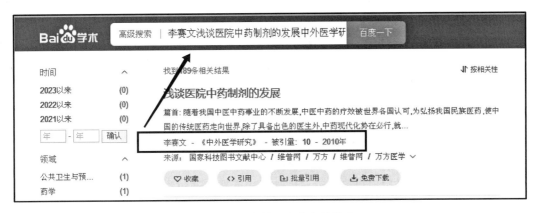

图 3-10 百度学术参考文献检索

（2）高级检索　除以上基本检索外，百度学术还可进行高级检索，从百度学术首页和搜索结果页的搜索框的右侧均可进入高级检索界面，也可以利用高级语法直接进行检索。如图 3-11 所示。

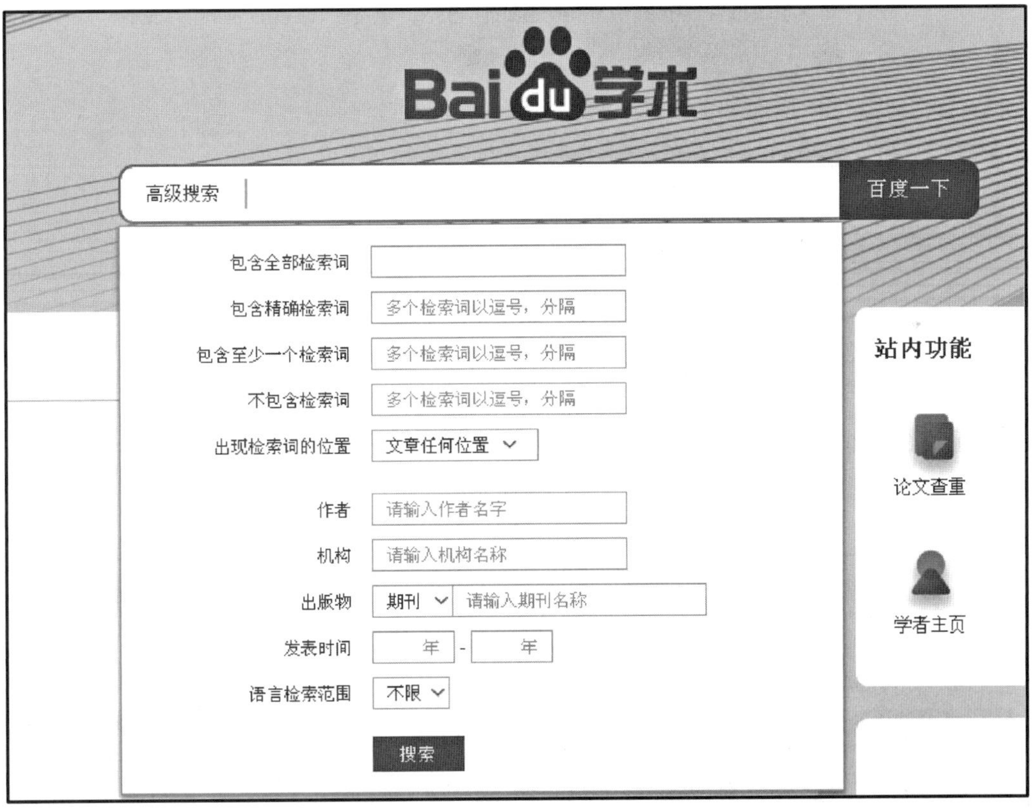

图 3-11 百度学术高级检索

高级检索语法说明：以关键词"中药制剂"为例。
① 包含全部检索词　仅输入词本身，无特殊语法，示例：中药制剂。
② 包含精确检索词　使用双引号""语法，示例："中药制剂"。

③ 包含至少一个检索词　使用小括号（），示例：（中药制剂）。

④ 不包含检索词　使用-（）语法，示例：-（中药制剂）。

⑤ 作者　使用 author：（）语法，示例：author：（范文昌）。

⑥ 出版物　包含期刊和会议两种出版刊物，可分别使用 journal：（）和 conference：（）语法，也可以统一使用 publish：（）语法。

3. 百度知道

百度知道是百度公司向用户提供的信息存储空间，为用户提供讨论、交流的平台。百度知道的搜索模式是用户自己有针对性地提出问题，通过积分奖励机制发动其他用户来解决该问题。同时，这些问题的答案又会进一步作为搜索结果，提供给其他有类似疑问的用户，达到分享知识的效果。其中可在搜索框中输入相关内容，再点击"搜索答案""我要提问"或"我来答"，进行搜索。如图 3-12 所示。

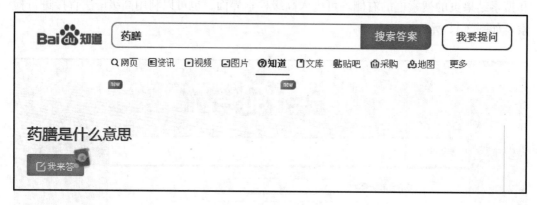

图 3-12　百度知道界面

4. 百度图片

百度图片拥有海量图库，并在不断增加中。可在搜索框中输入所需的内容，再点击"百度一下"即可进行搜索挑选，如图 3-13 所示。

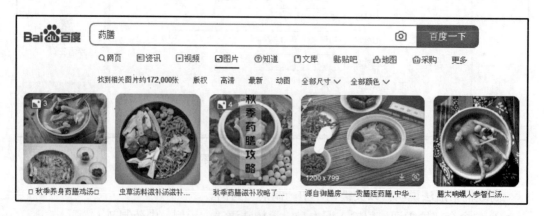

图 3-13　百度图片界面

5. 百度视频

百度视频是百度汇集互联网众多在线视频播放资源而建立的庞大视频库。百度视频搜索拥有最多的中文视频资源，提供用户最完美的观看体验。可在搜索框中输入所需的内容，再点击"百度一下"即可进行搜索观看，如图3-14所示。

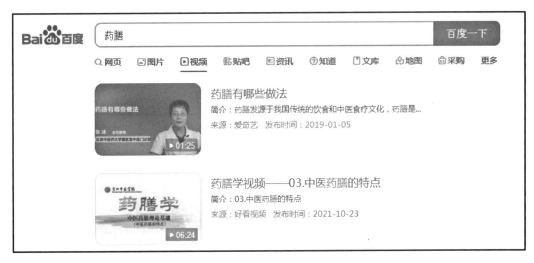

图3-14　百度视频界面

6. 百度地图

用户可进行定位、地图、搜索、轨迹、导航、路线规划及路况等操作及服务。可在检索框内输入相关内容，再点击"百度一下"即可进行搜索。

7. 百度百科

百度百科是一本内容开放、自由的网络百科全书。可在搜索框中输入关键词，再点击"进入词条"或"全站搜索"即可进行搜索，如图3-15所示。

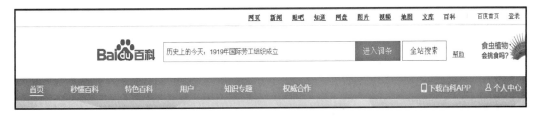

图3-15　百度百科界面

8. 百度文库

百度文库提供在线阅读和下载，下载包括课件、习题、论文报告、专业资料、各类公文模板以及法律法规、政策文件等多个领域的资料。目前文档支持的类型有doc、xls、ppt、pdf、txt。可在搜索框中输入关键词，选择编号1（如图3-16所示）中的文档格式，即可进行搜索。

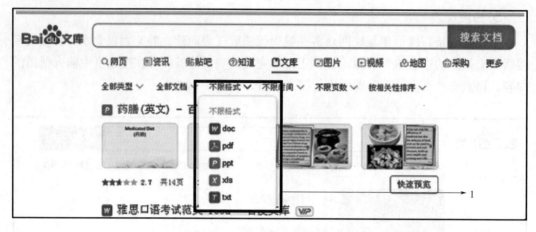

图 3-16　百度文库界面

第二节　医药网站论坛——丁香园

一、丁香园简介

丁香园（DXY），成立 20 多年来服务上亿大众用户，并拥有 550 余万专业用户，为企业、机构合作提供了专业、优质的平台。丁香园业务可大致分为医生端、大众/患者端、医疗机构端与商业服务端四个板块，拥有丁香人才网、丁香通、丁香客、用药助手、丁香医生、丁香妈妈、PubMed 中文网、调查派、丁香会议等产品。在大众/患者端，丁香园覆盖了优质健康科普、大众知识服务、在线问诊平台、健康产品电商及线下诊疗等多个健康应用场景；在医生端，丁香园紧紧围绕医生的职业成长路径展开，满足了学术交流、继续教育、用药指导、职业发展等多个专业需求。

二、检索方式

1. 丁香园主页

访问丁香园主页，如图 3-17 所示。

如图 3-17 编号 1 所示，点击右上角"登录"进入丁香园登录/注册界面，如图 3-18 所示。

2. 丁香园论坛

丁香园论坛包含 100 多个医药生物专业栏目，采取互动式交流，提供实验技术讨论、专业知识交流、文献检索服务、科研课题申报、考硕考博信息等服务，界面如图 3-19 所示。

第三章 搜索引擎与医药网站论坛

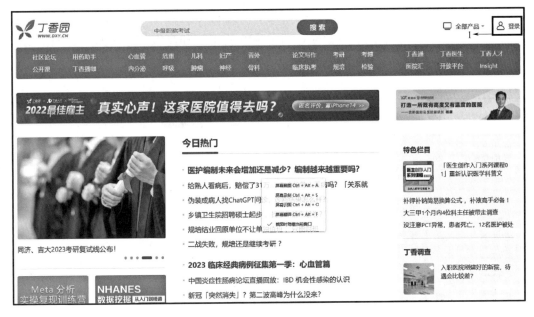

图 3-17 丁香园主页界面

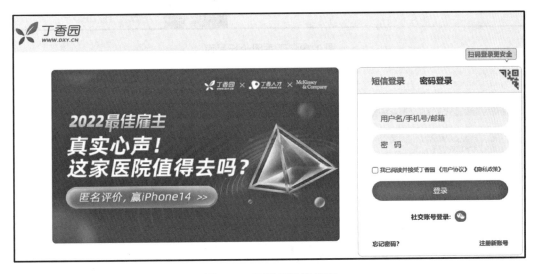

图 3-18 丁香园注册界面

丁香园论坛界面可分为：按个人关注及热点看帖、临床医学讨论区、考试求职交流区、论文写作交流区、药学讨论区、休闲热点讨论区、基础科研讨论区、公共卫生讨论区、丁香园常用产品链接等。

3. 丁香人才

丁香人才是丁香园旗下专业的医疗行业人力资源服务平台，提供医疗大健康人才招聘、人力资源管理培训等服务。自 2007 年成立以来，丁香人才与公立/民营医院、诊所门诊、康复养老、健康管理、医药生物行业的机构与企业建立了广泛的合作关系，累计发布超 95 万个岗位，拥有超 340 万份专业人才简历，超 500 万专业人才储备。丁香人才提供有初级搜索（如图 3-20 所示）和高级搜索（如图 3-21 所示）等搜索方式。

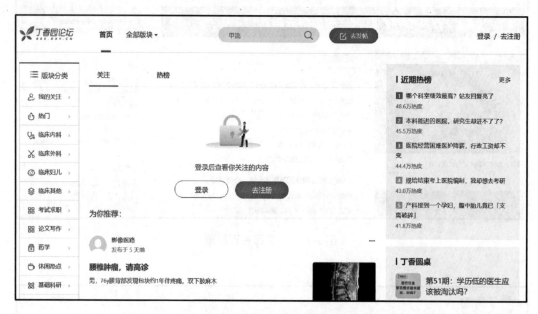

图 3-19　丁香园论坛界面

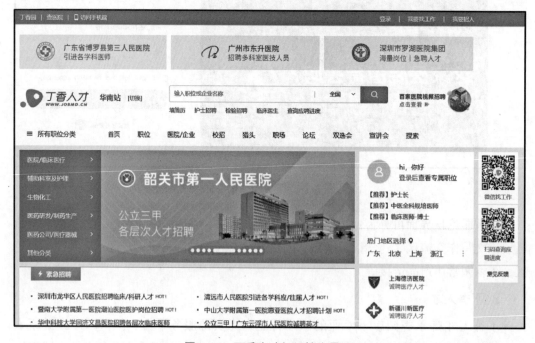

图 3-20　丁香人才初级搜索界面

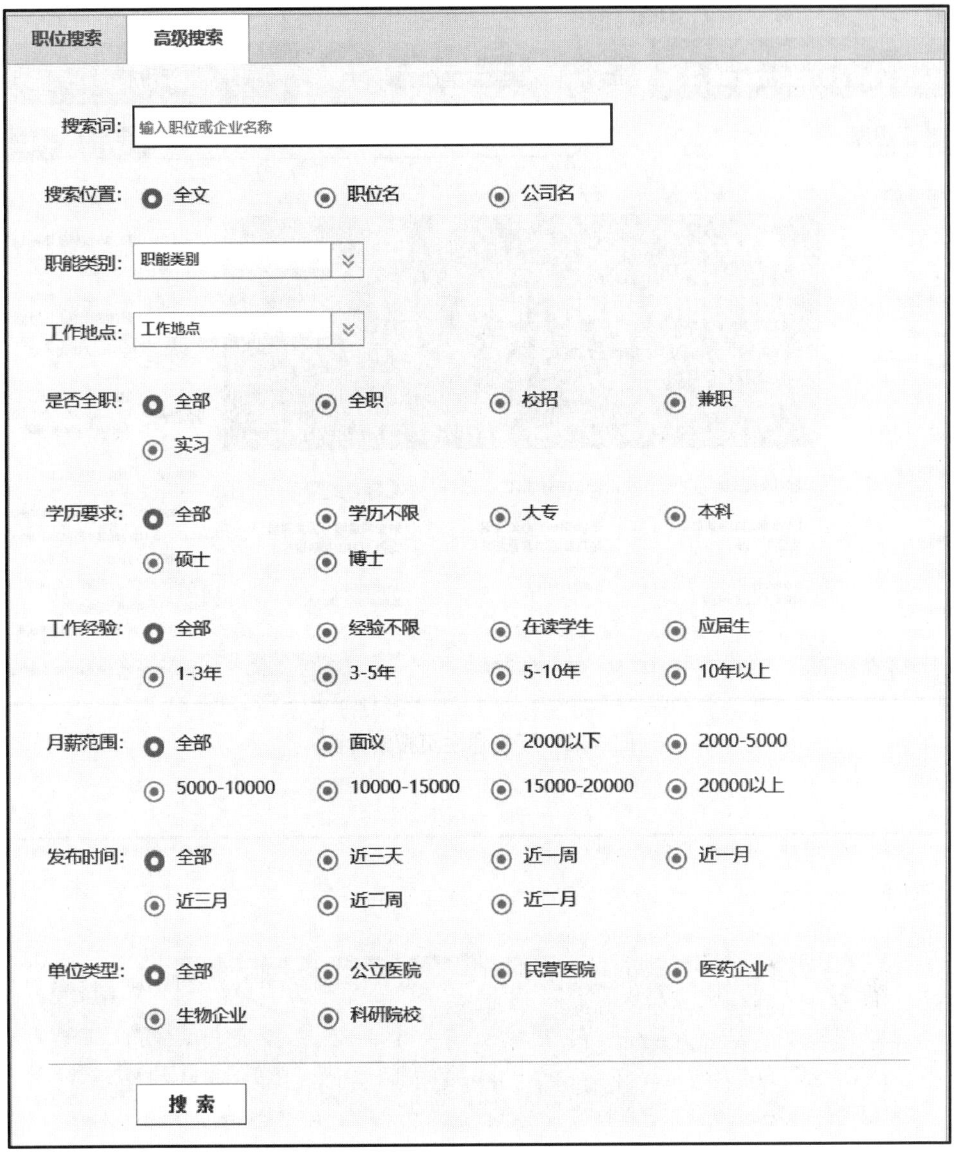

图 3-21　丁香人才高级搜索界面

4. 丁香通

丁香通依托于丁香园 550 多万会员，以及 3 万多家注册企业，致力于为临床和科研用户提供实验室用品、课题服务等咨询和采购交流信息平台，为生物医药企业提供产品展示、品牌建设、招商代理、大数据分析、行业调研以及市场活动运营外包等营销和咨询服务。丁香通展现试剂、抗体、细胞库／细胞培养、ELISA 试剂盒、技术服务、耗材、书籍／软件、实验室仪器／设备、论文服务、原辅料包材、医疗器械、体外诊断等各类产品信息，满足供应采购、招商代理、合作转让、技术服务、信息资讯等各类营销及科研需求。丁香通提供产品、实验、品牌搜索（如图 3-22 所示），以及发布求购（如图 3-23 所示）服务。

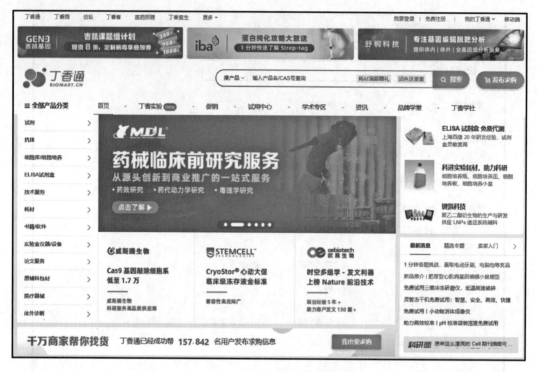

图 3-22 丁香通主页搜索界面

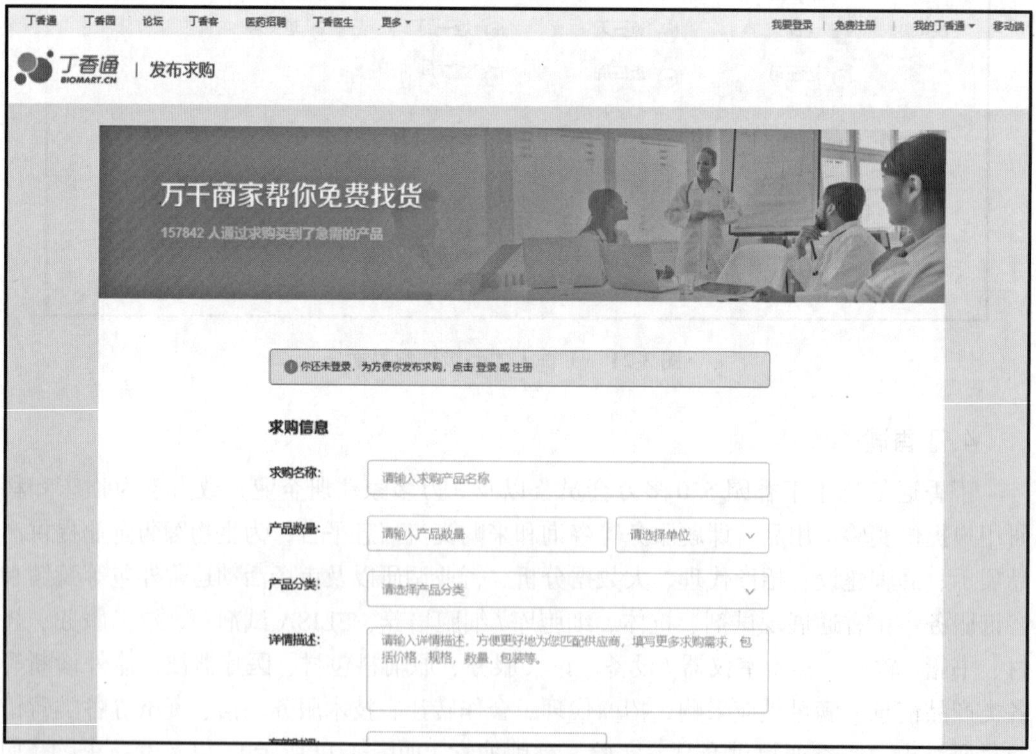

图 3-23 丁香通发布求购界面

5. 丁香医生

丁香医生由医学网站丁香园团队研发，具有互联网医院职业资格执照，致力于为大众用户提供可信赖的医疗健康服务。平台拥有 5 万多个三甲医院及以上专业医生团队，服务涵盖：在线问诊、医院查询、疾病自查、医师讲堂、报告解读、健康科普等。在线开设内科、外科、妇产科、儿科、皮肤科、精神心理科等 30 多个科室，三甲医院主治及以上医师坐诊，提供 24 小时在线服务，已成功为 800 多万患者解答专业医疗问题，如图 3-24 所示。

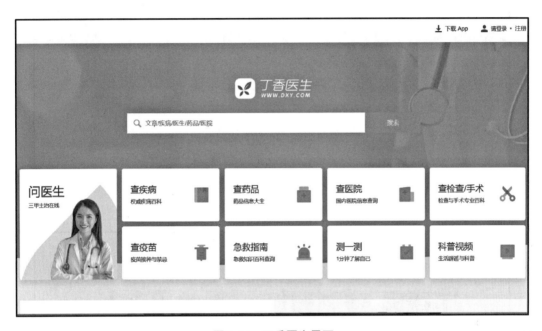

图 3-24　丁香医生界面

6. 用药助手

用药助手隶属于丁香园旗下，覆盖药品、疾病、指南、医学工具四大类，数据来源参考国内外权威文献、指南等，并邀请国内三甲医院医生参与数据生产与审核，以及时、权威的内容，为专业医药人士提供临床医疗决策服务。用药助手现已收录了上万种药品说明书、上千种临床用药指南，可用于查询药品说明书、查看用药指南摘要及全文等，如图 3-25 所示。

7. 丁当商城

丁当铺是丁香园为感谢广大会员对于丁香园长久以来的支持，全面提升丁香园及旗下网站的服务价值而专门设立的，来对其会员进行回馈服务；用户可以使用"丁当"在丁当铺中兑换书籍、数码产品、丁香园纪念品，如图 3-26 所示。

8. Insight 数据库

Insight 数据库（图 3-27）是丁香园旗下的全球医药数据情报分析平台，专注于医药行业，为药企、投资公司、CRO（合同研究组织）等国内外企业提供申报进度、临床试验、上市产品、一致性评价、市场准入等国内外药品全生命周期基础数据以及品种筛选、企业分析、全球新药、临床试验结果等整合分析解决方案。

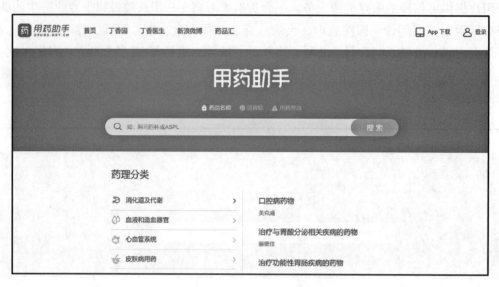

图 3-25 用药助手

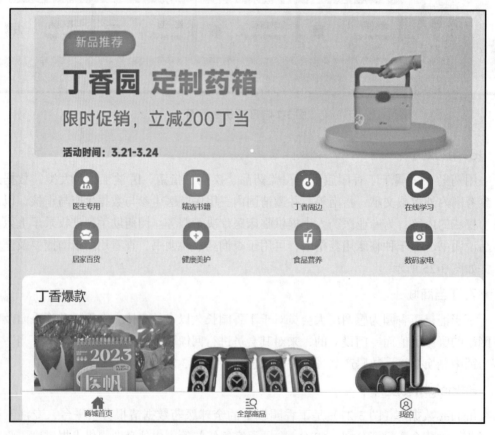

图 3-26 丁当铺界面

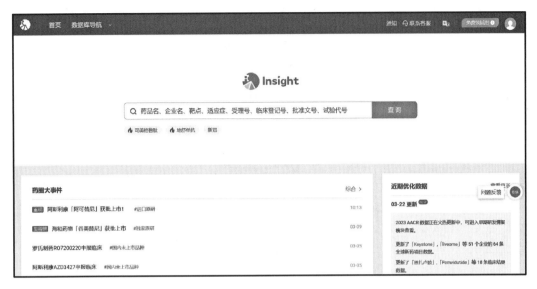

图 3-27　Insight 数据库界面

9. 丁香无线

丁香无线产品中心收录丁香园移动医疗健康应用,已收录用药助手、丁香医生、丁香园、丁香妈妈等医疗健康应用,提供产品下载地址及动态资讯,如图 3-28 所示。

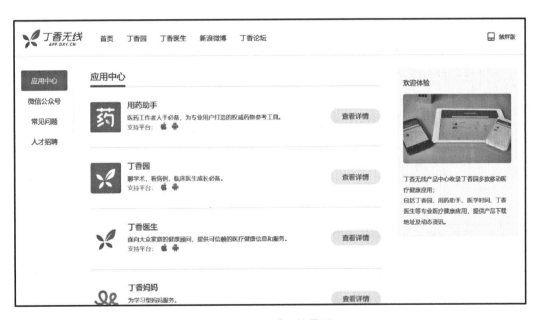

图 3-28　丁香无线界面

10. 丁香妈妈

丁香妈妈隶属于丁香园旗下,依托医生专家团队与科学审核机制,基于专业内容,致力于为备孕到宝宝 3 岁阶段的母婴家庭提供科学孕育解决方案。

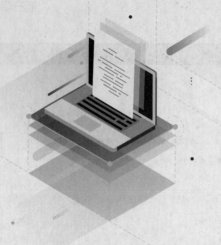

第四章

专利的检索与利用

学习目标

1. 掌握专利的分类、专利文献检索方法；掌握中华人民共和国国家知识产权局网的检索方法。
2. 熟悉专利概述、授予专利权的条件。
3. 了解不能授予专利权的范围。

素质目标

1. 通过专利检索与利用的实践，提升筛选、甄别文献信息的能力，培养学生的科研创新精神和科技报国的使命担当。
2. 通过课堂主讲、实践教学、课堂讨论、参观体验等方法，推进三全育人，以"润物无声"的方式将正确的价值追求、理想信念和家国情怀有效地传递给学生，培育学生求真务实、实践创新的精神。

第一节　专利基础知识

一、专利概述

专利即专利权，是指国家授予发明创造者独占实施其发明创造的权利。广义的专利具有三个方面的含义：一是指专利权，即国家授予的对某项发明创造的独占支配权；二是指专利发明，即取得专利权的发明创造；三是指专利文献，即记载发明创造内容的专利说明书等。

二、专利权

1. 专利权的定义

专利权是指在建立了专利制度的国家，某一发明创造由发明人或设计人向专利主管部门提出申请，经审查并批准在一定年限内享有独占该发明创造的专利，并在法律上受到保护，任何人不得侵犯。这种法律保护技术的权利，称之为专利权。

专利权是知识产权的一种。

2. 专利权的特征

专利权具有下列 3 个特征：独占性、地域性、时效性。

3. 授予专利权的条件

一项发明要取得专利权，必须具备一定的实质条件，这就是专利的"三性"，即：

（1）新颖性　申请日以前没有在国内外出版物上公开发表过、没有在国内公开使用过或以其他方式为公众所知。其中授予专利权的新颖性需要注意以下三个方面：申请专利后再发表论文；申请专利后再进行成果鉴定；申请专利后再上市销售。

（2）创造性　是指同申请日以前已有的技术相比，该发明有突出的实质性特点和显著的进步，有独创之处。

（3）实用性　该发明或实用新型能够制造或使用，并且能够产生积极的效果。

上述 3 个条件既相互独立，又相互联系，因此也常把它们统称为专利性。

4. 专利的分类

（1）发明专利　对产品、方法及其改进所提出的新的技术方案。分为：产品发明和方法发明。产品发明应是经人工制造或机器制造的具有特定功能或性质的有形或无形物。如机器、设备、仪表、药品、化学品、合成气体、电子器具、仪器、用具、某种合金等。方法发明是制造某种产品的方法，或者某种物质、某种方法的新用途。如齿轮的制造方法、一种杀菌剂及其用途等。我国专利法规定，对此专利一般保护期为 20 年。

（2）实用新型专利　指对产品的形态、结构或结合所提出的适合于使用的新技术方案。需要注意的是：产品的形状必须是确定的，没有确定形状的产品不能获得实用新型保护；产品的构造，可以是机械构造，如自行车，也可以是线路构造，如收音机；产品的结合，如螺栓与螺帽、锁和钥匙等。我国对此专利一般保护期为 10 年。

（3）外观设计专利　指对产品的形状、图案、色彩或其结合所提出的适于工业应用的新设计。如酒瓶的造型，汽车的造型，图案用在地毯、花瓶等。需要注意的是：形状、图案、色彩必须与产品相结合，一张普通白纸上画一个图案不能说是外观设计；不具有保护功能的设计，外观设计是为了产品的装饰性和艺术性。我国对此种专利文献一般保护期为 10 年。

5. 不能授予专利权的范围

① 违反国家法律、社会公德或妨害公共利益的发明创造，不授予专利权，如吸毒的器具、制造假货币的设备。

② 外观设计的图形有淫秽内容的。

③ 一种使盗窃者双目失明的防盗装置等。

④ 科学发现、纯科学理论和数学方法，如伦琴发现 X 射线、牛顿发现万有引力定律。

⑤ 疾病的诊断和治疗方法，如诊脉法、针灸、电疗等（但诊断、治疗疾病所使用的物质、仪器、设备等可以被授予专利权，如假肢、假牙、助听器等）。

⑥ 动物和植物品种。

⑦ 用原子核变换方法得到的物质。

⑧ 智力活动的规则和方法，具有抽象思维的特点、不利用自然规律，如棋类的比赛规则、图书分类编目方法等。

6. 专利的优先权

同一个发明首先在一个缔约国正式提出申请后，在一定期限内再向其他缔约国申请专利时，申请人有权要求将第一次提出申请的日期作为后来提出的申请日期。发明和实用新型专利申请的优先权期限为 12 个月。外观设计专利申请的优先权期限为 6 个月。

三、专利文献

1. 专利文献定义

专利文献狭义讲是指专利说明书，也包括申请批准有关发明的其他类别的文件，如发明证书等；从广义上讲，除了上述几种说明书外，也包括不公开发行的有关专利申请、审批中的各种文件及专利局出版的各种检索工具，如专利公报、专利文摘、专利分类表、各种专利索引等。

2. 专利说明书

专利说明书是指含有扉页、权利要求书、说明书等组成部分的用以描述发明创造内容和限定专利保护范围的一种文件。分为：专利申请说明书和专利说明书。外观设计专利申请不出版说明书，仅出版公告。

3. 专利文献的分类体系

现有的专利文献分类体系有：国际专利分类体系、美国专利分类体系、英国专利分类体系、英国德温特专利文献出版公司分类体系。

目前，世界上除了英、美等少数几个国家外，大都采用国际专利分类体系。

四、专利文献检索

1. 专利文献检索的目的、意义

（1）新颖性检索　查找某种专利的新颖性，避免重复劳动。

（2）侵权检索　防止侵权和被侵权。

（3）法律状态检索　了解专利是否有效、失效。

（4）现有技术水平检索　了解科研最新信息。

2. 专利文献检索工具

中国专利检索工具主要包括：专利检索工具书、专利检索数据库和中国专利文献光盘。

（1）专利检索工具书　主要包括以下几种：

① 《中国专利公报》　创刊于1985年9月10日，中华人民共和国国家知识产权局通过知识产权出版社出版了《发明专利公报》《实用新型专利公报》及《外观设计专利公报》三种专利公报。三种专利公报现都为周刊，是查找近期有关技术发明或有关企业在中国申请专利或已取得专利权的重要检索期刊。可根据申请号、国际专利分类号（IPC分类号）、公开号、申请人等进行检索。

② 《中国专利索引》　使用本索引中的任一种检索方式均可获得分类号、发明名称、专利号、申请号、卷号、期号等信息，并可追踪查找专利公报、专利说明书。《中国专利索引》是至今提供中国专利检索的最大、最全、最方便的一种工具书。

③ 《中国药品专利》　以摘要或题录形式报道在中国申请的有关药品、医药包装等领域的发明专利和外观设计专利，宣传国家对药品专利的方针、政策，并介绍药品行政保护及医药专利实施的动态。

（2）专利检索数据库　我国常用的、数据较全、查找较方便、提供免费检索的专利数据库有以下三个：中华人民共和国国家知识产权局网、中国专利信息网、中国知识产权网。

第二节　中华人民共和国国家知识产权局网

中华人民共和国国家知识产权局（网址：https：//www.cnipa.gov.cn）原名中华人民共和国专利局（简称中国专利局），是国务院主管专利工作和统筹协调涉外知识产权事宜的直属机构。1980年经国务院批准成立。中华人民共和国国家知识产权局网页如图 4-1 所示。

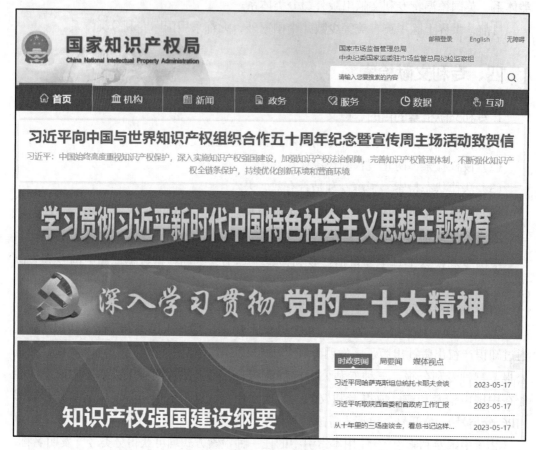

图 4-1　国家知识产权局主页界面

中华人民共和国国家知识产权局网专利检索有 5 种检索途径，分别为：常规检索、高级检索、命令行检索、药物检索和导航检索。

一、常规检索

常规检索主要提供了一种方便、快捷的检索模式，帮助快速定位检索对象（如一篇专利文献或一个专利申请人等）。如果检索目的十分明确，或者初次接触专利检索，可以以常规检索作为检索入口进行检索。

为了便于用户进行检索操作，在常规检索中提供了基础的、智能的检索入口，主要包括自动识别、检索要素、申请号、公开（公告）号、申请（专利权）人、发明人以及发明名称。

1. 操作流程

① 进入"专利检索"页面后，系统默认显示"常规检索"页面，如图 4-2 所示。

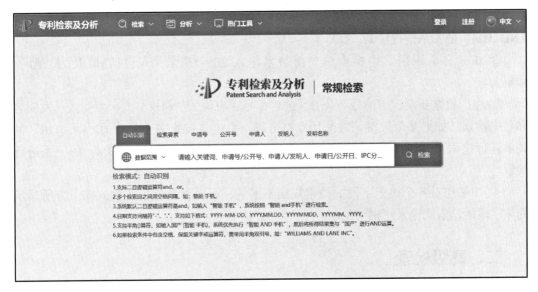

图 4-2 国家知识产权局网专利检索常规检索界面

② 在"常规检索"页面中，有 7 个检索字段可供选择：自动识别、检索要素、申请号、公开号、申请人、发明人、发明名称。例如选择检索字段为"自动识别"，然后在"检索式编辑区域"输入"要检索的内容"，选择数据范围，最后点击"检索"按钮执行检索操作可显示检索结果页面。如图 4-3 所示。

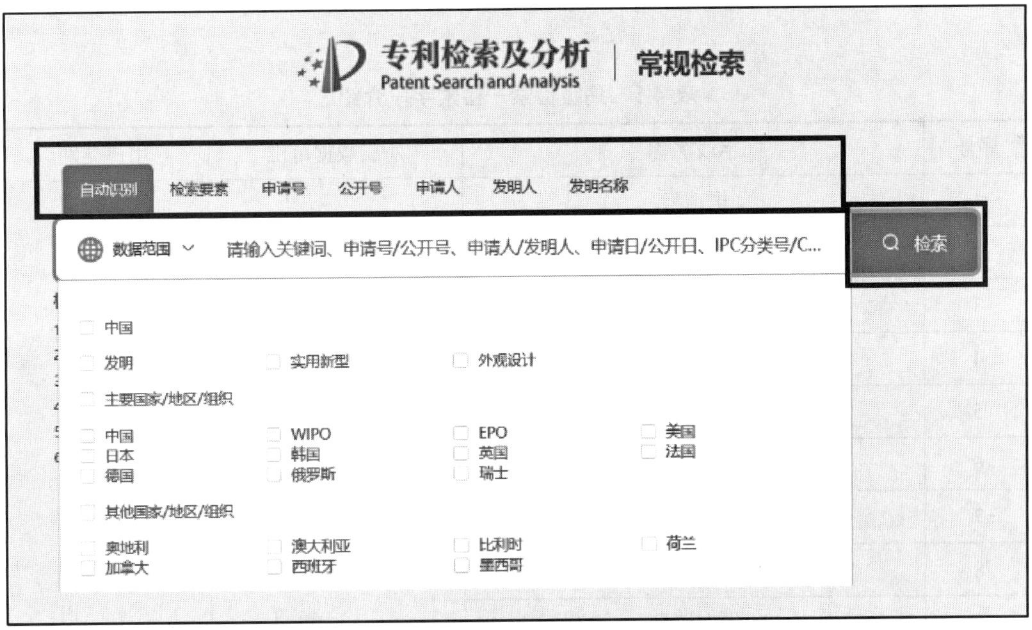

图 4-3 国家知识产权局网专利检索常规检索字段

2. 注意事项

① 在"自动识别"中检索，如果多个关键词之间用空格分隔，系统将按照多个关

键词之间"AND"的关系进行检索。例如，输入"三星 IBM"，系统自动按照"三星 AND IBM"的关系进行检索。

② 在"自动识别"中检索，支持最多输入 20 个检索词（包括日期、关键词、号码）。

③ 在"检索要素、申请号、公开（公告）号、申请（专利权）人、发明人、发明名称"中检索，如果多个关键词之间用空格分隔，系统将按照多个关键词之间"OR"的关系进行检索。例如，输入"三星 IBM"，系统自动按照"三星 OR IBM"的关系进行检索。

④ 如果您对各个检索字段的检索规则不了解，可以参考检索式输入框下方所显示的该字段的检索式输入规则信息。

二、高级检索

高级检索主要根据收录数据的范围提供了丰富的检索入口以及智能辅助的检索功能。用户可以根据自身的检索需求，在相应的检索表格项中输入相关的检索要素，并确定这些检索项目之间的逻辑运算，进而拼成检索式进行检索。如果用户希望获取更加全面的专利信息，或者用户对技术关键词掌握得不够全面，可以利用系统提供的"智能扩展"功能辅助扩展检索要素信息。

为了保证检索的全面性，为了充分体现数据的特点，系统根据专利数据范围的不同提供了不同的检索表格项。关于具体的检索表格项说明见表 4-1。

表 4-1　高级检索—检索字段介绍

序号	字段名称	所属数据范围	用户类别
1	申请号	中国专利检索；外国专利检索	注册用户
2	申请日		
3	公开（公告）号		
4	公开（公告）日		
5	发明名称		
6	IPC 分类号		
7	申请（专利权）人		
8	发明人		
9	优先权号		
10	优先权日		
11	摘要		
12	权利要求		

续表

序号	字段名称	所属数据范围	用户类别
13	说明书	中国专利检索；外国专利检索	注册用户
14	关键词	中国专利检索；外国专利检索	注册用户
15	外观设计洛迦诺分类号	中国专利检索	注册用户
16	外观设计简要说明	中国专利检索	注册用户
17	申请（专利权）人所在国（省）	中国专利检索	注册用户
18	申请人地址	中国专利检索	注册用户
19	申请人邮编	中国专利检索	注册用户
20	PCT[①]进入国家阶段日期	中国专利检索	注册用户
21	PCT 国际申请号	中国专利检索	注册用户
22	PCT 国际申请日期	中国专利检索	注册用户
23	PCT 国际申请公开号	中国专利检索	注册用户
24	PCT 国际申请公开日期	中国专利检索	注册用户
25	ECLA 分类号[②]	外国专利检索；中国专利检索	注册用户
26	UC 分类号[③]	外国专利检索；中国专利检索	注册用户
27	FT 分类号[④]	外国专利检索；中国专利检索	注册用户
28	FI 分类号[⑤]	外国专利检索；中国专利检索	注册用户
29	发明名称（英）	外国专利检索；中国专利检索	注册用户
30	发明名称（法）	外国专利检索；中国专利检索	注册用户
31	发明名称（德）	外国专利检索；中国专利检索	注册用户
32	发明名称（其他）	外国专利检索；中国专利检索	注册用户
33	摘要（英）	外国专利检索；中国专利检索	注册用户
34	摘要（法）	外国专利检索；中国专利检索	注册用户
35	摘要（德）	外国专利检索；中国专利检索	注册用户
36	摘要（其他）	外国专利检索；中国专利检索	注册用户

① PCT 为《专利合作条约》。
② ECLA 分类号为欧洲专利分类号。
③ UC 分类号为美国专利文献分类号。
④ FT（File Forming Terms，文件形成术语）分类号。
⑤ FI（File Index，文件索引）分类号。

（一）操作流程

在专利检索页面上方，点击菜单导航中的"检索"，选择下拉菜单中的"高级检索"，进入高级检索页面，如图4-4所示。

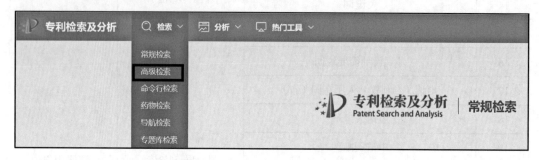

图4-4　国家知识产权局网专利检索高级检索进入方式

在高级检索页面，主要包含三个区域：检索范围、检索项和检索式编辑区。如图4-5所示。

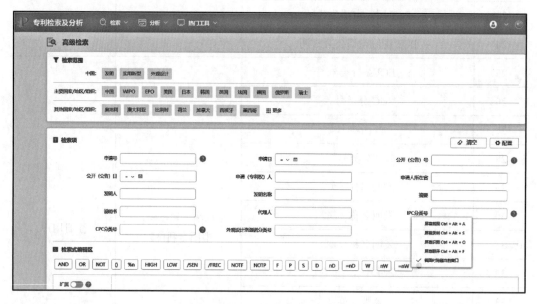

图4-5　专利检索高级检索界面

1. 范围检索

功能介绍：用户在检索过程中可以根据业务需要选择国家、地区、组织筛选检索的数据范围。

操作流程：用户使用检索的数据范围，选择"发明"和"中国"；操作如图4-6所示。

2. 检索项

功能介绍：用户可以在检索表格项中输入相应的检索信息。

第四章 专利的检索与利用

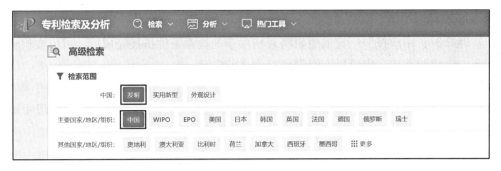

图 4-6 专利检索高级检索—检索范围界面

操作流程：

① 在检索项区域中，通过将鼠标移动到检索表格项区域查看检索字段的应用说明信息。其中，申请号、公开（公告）号、IPC 分类号、CPC 分类号（合作专利分类号）这四项，存在操作助手按钮，点击"？"按钮，可以进行具体查询，如图 4-7 所示。

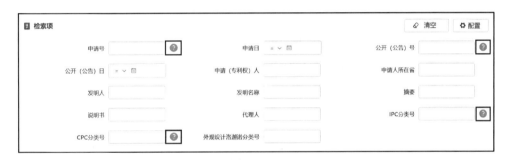

图 4-7 专利检索高级检索—检索项界面

② 点击"配置"按钮，可以设置自己的常用保存项目，点击"保存"即可。系统设置的默认保存项不可修改。如图 4-8 所示。

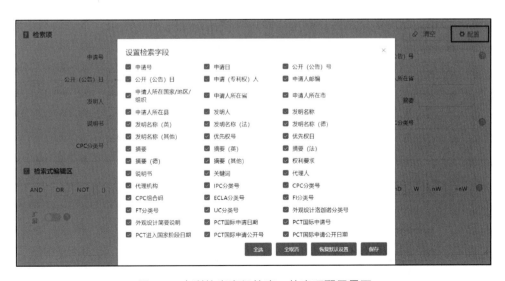

图 4-8 专利检索高级检索—检索项配置界面

083

3. 检索式编辑区

功能介绍：用户按照一定的逻辑将表格项中的检索条件拼接完成后，可以在检索式编辑区中生成检索式，也可以随时调整检索式的内容。

操作流程：

① 在了解各个检索表格项的应用说明之后，在"申请（专利权）人"字段中输入关键词"华为"，在"发明名称"字段中输入关键词"手机"。如图4-9所示。

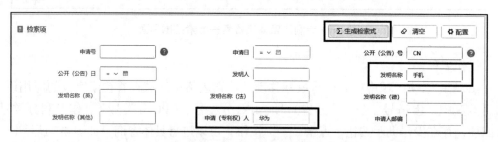

图 4-9　检索项操作界面

② 在检索式编辑区，在输入检索关键词之后，点击"生成检索式"按钮，构建后的检索式显示在检索式编辑区，如图4-10所示。

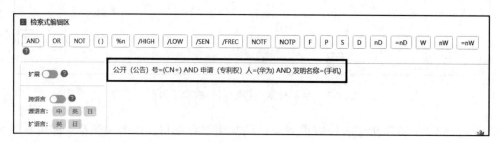

图 4-10　检索式编辑区—检索式显示界面

③ 在编辑完成检索式之后，点击"检索"按钮，如图4-11所示。系统执行检索操作并在新的页面显示检索统计结果，如图4-12所示。

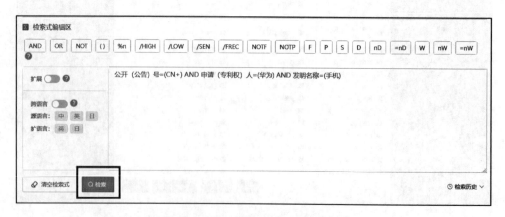

图 4-11　检索式编辑区执行检索操作位置

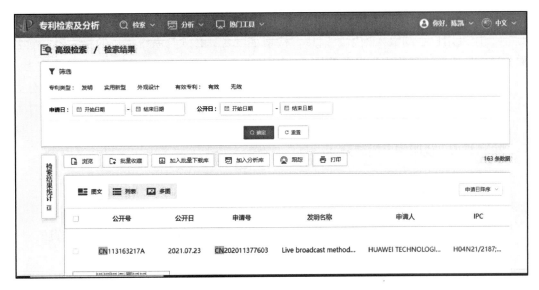

图 4-12　检索结果统计界面

④ 在检索式编辑区的右侧为检索历史。在该区域内，用户可以查看当前注册用户下所有检索模块的检索式历史相关信息，进行引用或检索的操作。如图 4-13 所示。

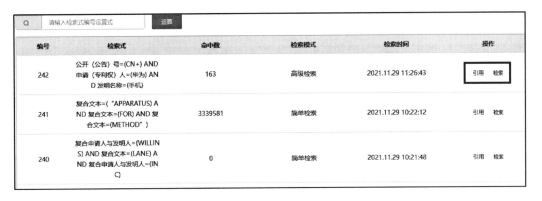

图 4-13　检索式历史界面

⑤ 在左侧输入框中输入检索式序号和运算符，可将检索历史之间进行检索式运算操作，点击"运算"按钮执行检索。如图 4-14 所示。

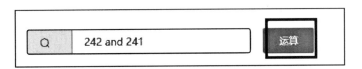

图 4-14　检索式运算操作界面

（二）注意事项

① 如果用户同时应用"跨语言"和"扩展"功能，系统先执行跨语言操作，再执

行扩展操作。

② 如果用户手动输入检索式信息，检索字段名称必须与系统提供的检索表格项名称一致，且所有运算符均为半角符号。

③ 支持扩展检索的检索表格项包括申请号、公开（公告）号、发明名称、IPC分类号、申请（专利权）人、发明人、摘要、权利要求、说明书、关键词。

④ 支持跨语言检索的检索表格项包括发明名称、申请（专利权）人、发明人、摘要、权利要求、说明书、关键词。

三、命令行检索

功能介绍：命令行检索主要包含两部分业务功能，即命令行检索和批处理管理。

（一）命令行检索

功能介绍：命令行检索提供专业化的检索模式，该检索模式支持以命令的方式进行检索、浏览等操作功能。

操作流程：

① 在专利检索页面上方，点击菜单导航中的"检索"，选择下拉菜单中的"命令行检索"，进入命令行检索页面，如图4-15所示。

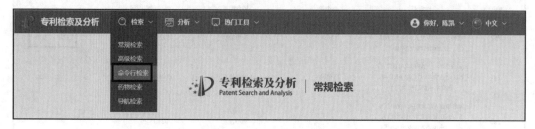

图4-15　命令行检索入口

② 命令行检索主要包含两部分业务功能：命令行检索和批处理管理。

③ 在命令编辑区点击"展开检索字段"，以检索"智能手机"为例。在字段命令中选择"发明名称"，在命令编辑区中点击"（ ）"，并在括号中输入关键词"手机"，然后点击算符"AND"，系统自动将其加入到命令行编辑区，最后在字符命令中点击"摘要"，在命令编辑区中点击"（ ）"，并在括号中输入关键词"智能"，以上操作便完成了基本检索式的构建。命令行检索命令编辑区操作举例如图4-16所示。

④ 在完成检索式构建之后，可以直接敲击"回车键"，执行检索操作。检索后的命令编辑区，如图4-17所示。

（二）批处理管理

功能介绍：批处理管理主要为用户提供存储已有固化思路的工具。在检索过程中，针对某一业务目标的检索，往往存在相同的检索思路，针对这些固定的检索思路，用户可以通过批处理管理功能统一管理，以便工作时随时使用。

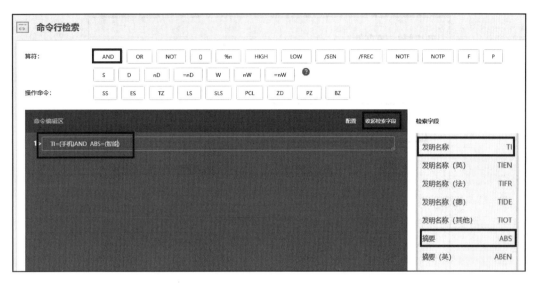

图 4-16　命令行检索命令编辑区操作举例

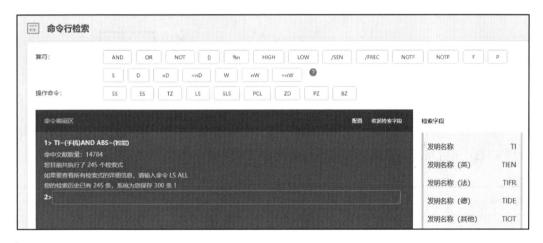

图 4-17　执行检索后命令编辑区显示界面

操作流程：

① 用户可以通过点击右上角"创建"按钮创建新的批处理文件，如图 4-18 所示。

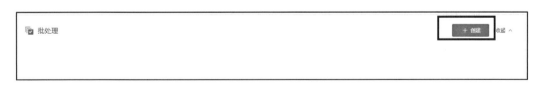

图 4-18　批处理创建

② 在"新增批处理文件"页面，在批处理名称输入框新建批处理名称。在编辑区域右侧，通过命令选择区域选择命令快速加入到编辑区域，输入相应的批处理文件内

容，编辑完成之后，点击"确定"按钮，系统保存文件信息。如图 4-19 所示。

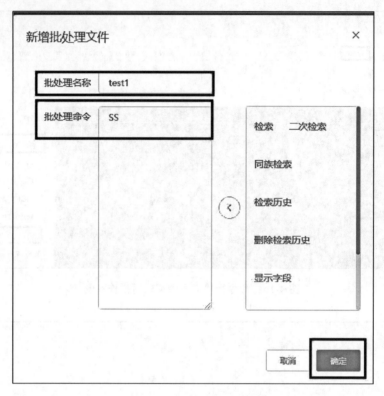

图 4-19　新增批处理文件

③ 在管理批处理文件的过程中，对于无用的批处理文件，可以选择需要删除的批处理文件，然后点击"删除"按钮删除批处理文件。如图 4-20 所示。

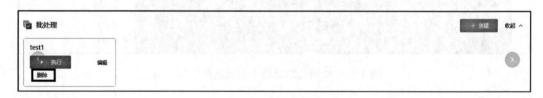

图 4-20　删除批处理文件

④ 在管理批处理文件的过程中，如果需要执行某个批处理文件，可以通过点击"执行"按钮执行该批处理文件。执行效果如图 4-21 所示。

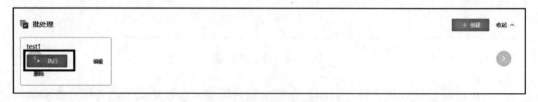

图 4-21　执行批处理文件

⑤ 在管理批处理文件的过程中，如果需要修改某个批处理文件，可以通过点击"编辑"按钮修改该批处理文件。编辑完成之后，点击"保存"按钮，系统保存文件信息。如图 4-22 所示。

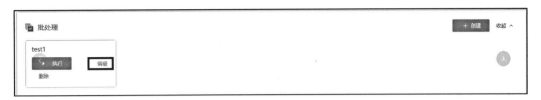

图 4-22　编辑批处理文件

（三）注意事项

在命令行区域中支持的检索命令以及详细使用说明见表 4-2。

表 4-2　命令行检索的检索命令说明

序号	命令类型	命令	命令含义	使用说明
1	检索类	SS	检索	格式：SS 检索式。当命令行没有命令词，使用检索命令。 检索式的书写方法与高级检索、常规检索一致
2		ES	在指定检索式的检索结果中进行二次检索	格式：ES 检索历史序号添加的检索条件
3	个人设置类	PCL	显示 / 执行批处理命令	格式：PCL 显示批处理记录列表，PCL 批处理记录名，执行该批处理记录
4		TZ	同族查询	格式：TZ 申请号 / 公开号 AN/PN。默认按照申请号查询。若要查看公开号须在后面添加 PN。如 TZ 公开号 PN
5		LSALL/x-y/x	显示检索式历史	x, y 表示两个数字并且 x<y。 格式：LSALL 显示全部记录、LS1～20 显示检索历史编号 1~20 的记录、LS20 显示第 20 条记录
6		SLSALL/x-y/x	删除检索式历史	表示两个数字并且 x<y。 格式：SLSALL 删除全部记录、SLS1～20 删除检索历史编号为 1~20 的记录、SLS20 删除第 20 条记录
7		BZ	显示命令帮助信息	格式：显示检索命令，BZSS 显示检索命令使用说明，BZ 显示全部命令说明

续表

序号	命令类型	命令	命令含义	使用说明
8	个人设置类	PZ	设置显示数据条数	设置一次显示多少条记录，在显示检索历史和批处理记录中有效
9		ZD	显示字段	格式：ZD 显示文献库支持检索的字段。例如 ZD 显示专利检索文献库支持检索的字段

四、药物检索

功能介绍：药物专题检索是基于药物专题库的检索功能，为从事医药化学领域研究的用户提供检索服务。用户可以使用此功能检索出西药化合物和中药方剂等多种药物专利。系统提供高级检索、方剂检索和结构式检索三种检索模式，方便用户快速定位文献。

操作流程：在专利检索页面上方，点击菜单导航中的"检索"，选择下拉菜单中的"药物检索"，进入药物检索页面，如图 4-23 所示。

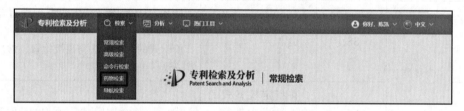

图 4-23　药物检索入口

（一）高级检索

操作流程：

（1）在药物检索专题页面（图 4-24），系统默认显示"高级检索"页面，在对应输入框输入查询内容，或者在检索式编辑区编辑检索式，点击"检索"按钮执行检索操作可显示检索结果页面。

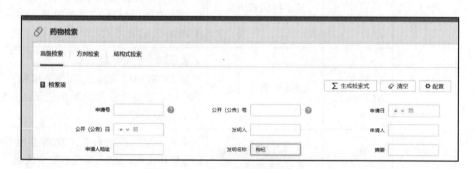

图 4-24　药物检索界面

（2）检索式编辑区的右侧为中药词典和西药词典。点击"中药词典"按钮，系统弹出中药词典窗口，如图 4-25 所示。

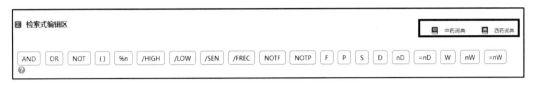

图 4-25　药物检索—检索式编辑区

① 中药词典

a. 勾选查询条件，在输入框中输入查询内容或点击常用药材列表中要查询的药材，然后点击"查询"按钮，将刷新左侧查询结果区域，结果以列表的形式展现。如图 4-26 所示。

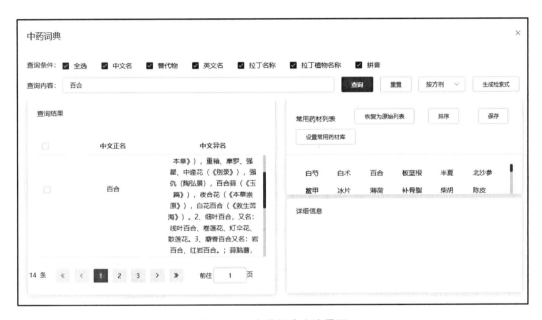

图 4-26　中药词典查询界面

b. 点击"设置常用药材库"按钮，编辑药材后，点击"保存"即可完成常用药材列表设置，如图 4-27 所示。

c. 药材列表可以使用"排序"功能，按照拼音排序。

d. 药材列表可以使用"恢复为原始列表"功能，恢复成默认列表。

② 西药词典

a. 点击药物专题检索页面的"西药词典"按钮，系统弹出西药词典窗口，如图 4-28 所示。

b. 勾选查询条件，在输入框中输入查询内容，然后点击"查询"按钮，系统将获取的结果以列表的形式展现，如图 4-29 所示。

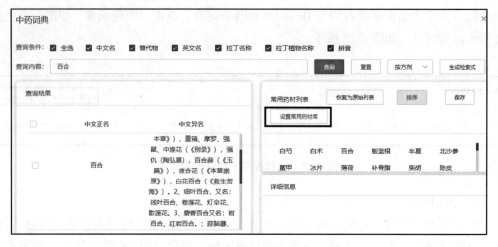

图 4-27　常用药材库设置

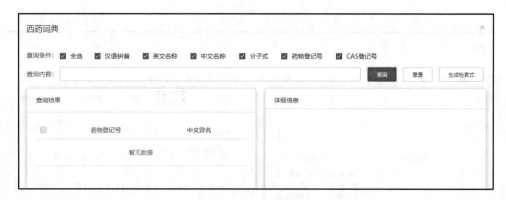

图 4-28　西药词典查询界面

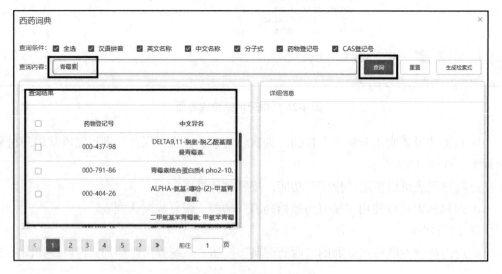

图 4-29　西药词典查询结果显示

c. 在高级检索区的下方为检索历史。在该区域内，用户可以查看当前注册用户下所有检索模块的检索式历史相关信息。如图 4-30 所示。

编号	检索式	命中数	检索模式	检索时间	操作
27	发明名称=(枸杞)	771	药物检索	2021.11.29 13:13:14	引用　检索
26	申请号=(CN202110271588 not CN21232+)	1	药物检索	2021.11.25 15:58:52	引用　检索
25	申请号=(CN2021102715+)	2	药物检索	2021.11.25 15:58:29	引用　检索
24	治疗应用=(头痛)	15007	药物检索	2021.11.23 19:20:49	引用　检索
23	治疗应用=(头痛)	15007	药物检索	2021.11.23 19:19:51	引用　检索

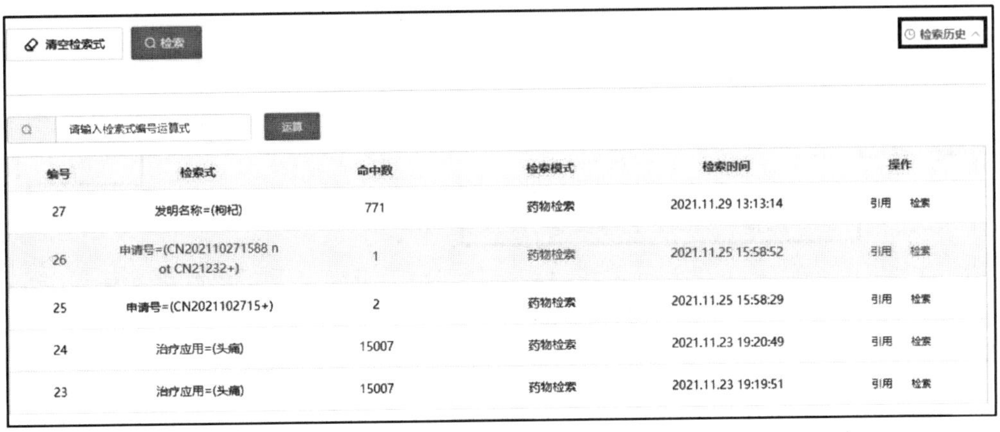

图 4-30　检索式历史相关信息界面

（二）方剂检索

操作流程：

（1）在“药物专题检索”页面，切换至“方剂检索”按钮，进入方剂检索功能，如图 4-31 所示。

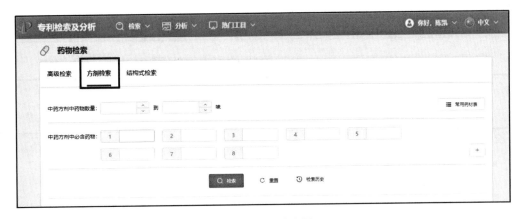

图 4-31　方剂检索界面

（2）在对应输入框输入查询内容，可在右侧常用药材表中选择药材或者在检索式编辑区直接输入，点击“检索”按钮执行检索操作可显示检索结果页面。如图 4-32 所示。

（3）点击“检索历史”，可查看当前药物检索的检索记录，如图 4-33 所示。

（三）结构式检索

操作流程：

（1）“药物专题检索”页面，切换至“结构式检索”按钮，进入结构式检索功能，如图 4-34 所示。

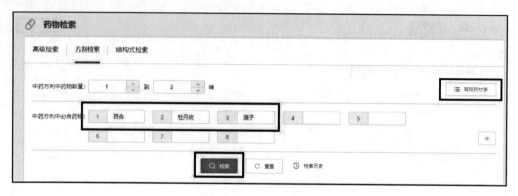

图 4-32　方剂检索操作

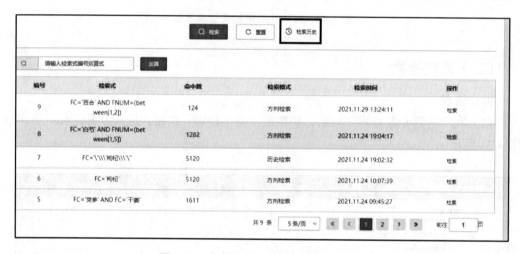

图 4-33　方剂检索—检索历史记录界面

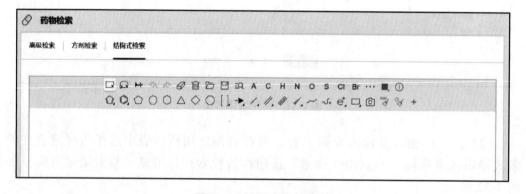

图 4-34　结构式检索界面

（2）用户在结构式编辑区编辑化合物结构式，选择检索类型，点击"查询"按钮，结果列表区域将显示化合物列表。检索类型分为：精确结构、子结构、相似性。如图 4-35 所示。

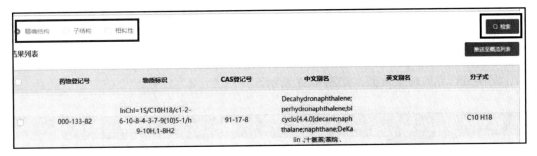

图 4-35 结构式检索—检索类型

(3)点击"药物登记号"链接,系统将显示该结构式的详细信息,如图 4-36 所示。

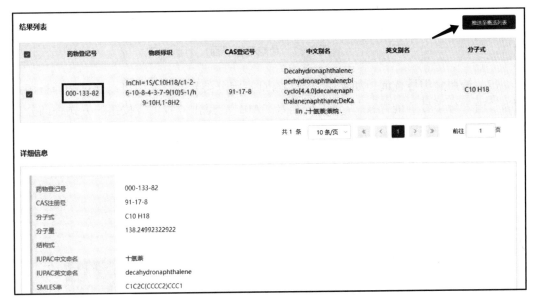

图 4-36 结构式详细信息显示界面

(四)注意事项

药物数据保存在药物专题库中,与专利检索数据库相互独立,所以不能进行分析。

五、导航检索

导航检索是基于 IPC 分类、CPC 分类、国民经济分类体系提供便捷导航检索功能,方便用户快速定位专利文献。提供 IPC 导航检索、CPC 导航检索,国民经济分类导航检索三种方式。

(一)IPC 导航检索

功能介绍:IPC 导航检索是一种快速查询分类号含义的工具。如果用户希望了解指定 IPC 分类号的含义或者指定 IPC 技术所属分类体系,可以通过该工具获得最直接的帮助。

操作流程：

（1）点击菜单导航中的"检索"，选择下拉菜单中的"导航检索"，进入导航检索页面，默认 IPC 导航检索页面，如图 4-37 所示。

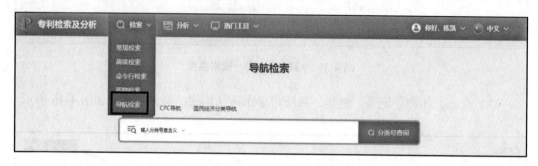

图 4-37　导航检索界面

（2）按照分类号查询，如果用户需要查询指定分类号的含义，可以通过选择查询方式为"输入分类号查询含义"、输入分类号"A01"、点击"查询"按钮的方式查询分类号信息。如图 4-38 所示。

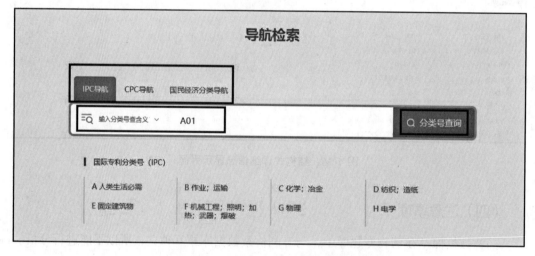

图 4-38　IPC 导航检索—分类号含义查询界面

（3）按照关键词含义查询分类号，如果用户需要选择查询选项为"输入关键词查分类号"，可以在输入框中输入关键词"通讯"，点击"查询"按钮。查询结果如图 4-39 所示。

（4）按照分类号检索专利，如果用户需要浏览关于某一分类的相关专利，点击相应节点，出现"中国专利""世界专利"按钮，点击进行检索。如图 4-40 所示。

（二）CPC 导航检索

功能介绍：CPC 导航检索是一种快速查询分类号含义的工具。如果用户希望了解指定 CPC 分类号的含义或者指定 CPC 技术所属分类体系，可以通过该工具获得最直接的帮助。

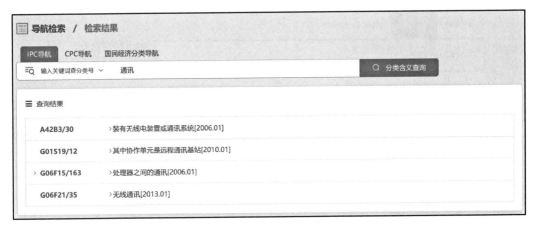

图 4-39　IPC 导航检索—关键词分类号查询结果界面

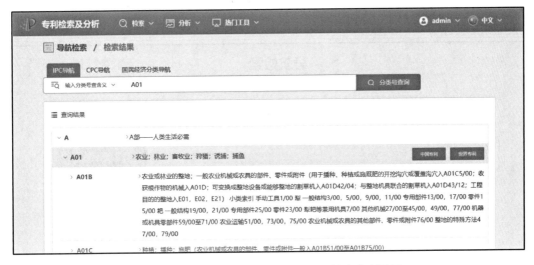

图 4-40　IPC 导航检索—按照分类号检索专利界面

操作流程：

（1）在导航检索页面，选择"CPC 导航"，进入导航检索页面，如图 4-41 所示。

（2）按照分类号查询，如果用户需要查询指定分类号的含义，可以通过选择查询方式为"输入分类号查询含义"、输入分类号"Y02"、点击"查询"按钮的方式查询分类号信息。如图 4-42 所示。

（3）按照关键词含义查询分类号，如果用户需要选择查询选项为"输入关键词查分类号"，可以在输入框中输入关键词"减缓或适应气候变化的技术或应用"，点击"查询"按钮。查询结果如图 4-43 所示。

（4）按照分类号检索专利，如果用户需要浏览关于某一分类的相关专利，点击相应节点，出现"中国专利""世界专利"按钮，点击进行检索。如图 4-44 所示。

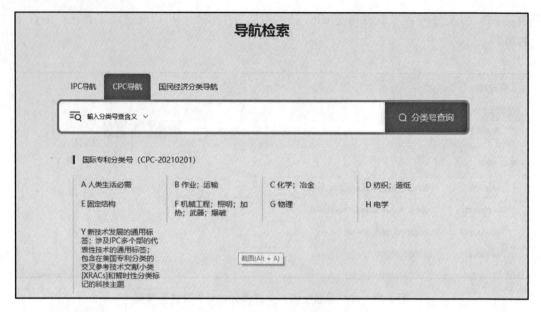

图 4-41　CPC 导航检索界面

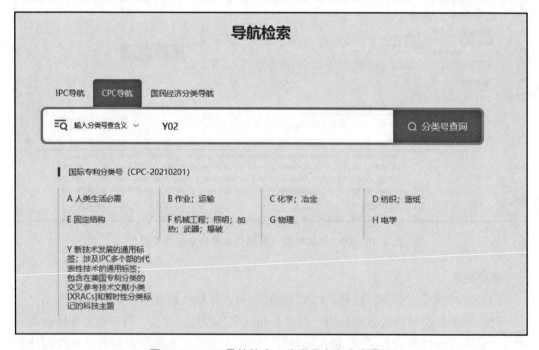

图 4-42　CPC 导航检索—分类号含义查询界面

（三）国民经济分类导航检索

功能介绍：国民经济分类导航检索是一种快速查询分类号含义的工具。如果希望了解指定国民经济分类号的含义或者指定国民经济分类技术所属分类体系，可以通过该工具获得最直接的帮助。

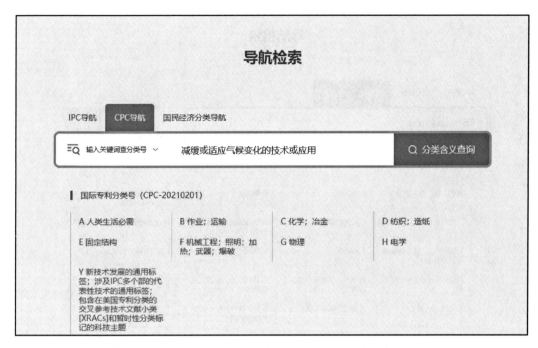

图 4-43 CPC 导航检索—关键词查分类号界面

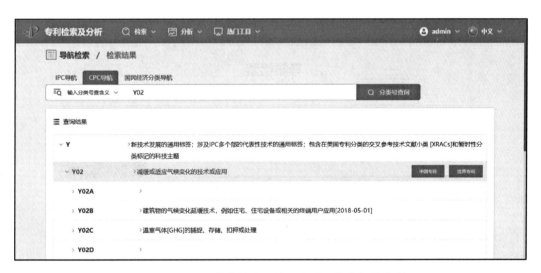

图 4-44 CPC 导航检索—按照分类号检索相关专利

操作流程：

（1）在导航检索页面，选择"国民经济分类导航"，进入导航检索页面，如图 4-45 所示。

（2）按照分类号查询，如果用户需要查询指定分类号的含义，可以通过选择查询方式为"输入分类号查询含义"、输入分类号"04"、点击"查询"按钮的方式查询分类号信息。如图 4-46 所示。

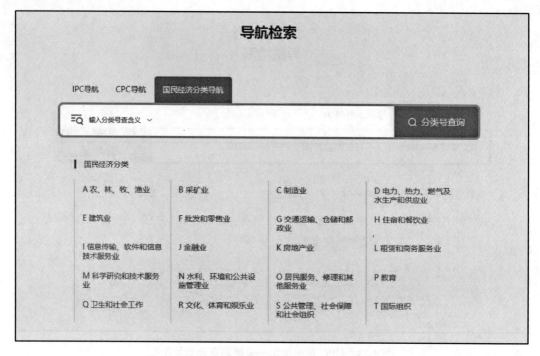

图 4-45　国民经济分类导航检索界面

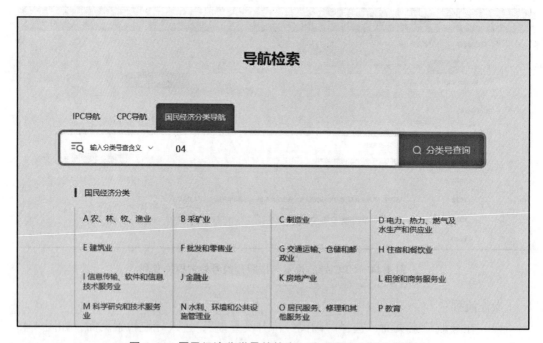

图 4-46　国民经济分类导航检索—分类号含义查询界面

（3）按照关键词含义查询分类号，如果用户需要选择查询选项为"输入关键词查分类号"，可以在输入框中输入关键词"水产"，点击"查询"按钮。查询结果如图 4-47 所示。

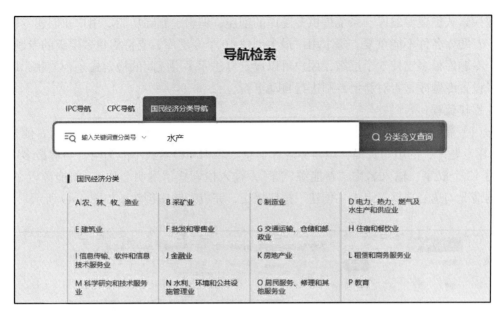

图 4-47 国民经济分类导航检索—关键词分类号查询界面

(4)按照分类号检索专利,如果用户需要浏览关于某一分类的相关专利,点击相应节点,出现"中国专利""世界专利"按钮,点击进行检索。如图 4-48 所示。

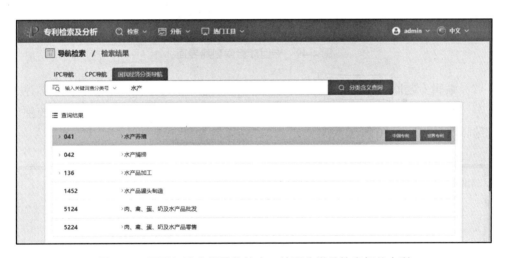

图 4-48 国民经济分类导航检索—按照分类号检索相关专利

六、专题库检索

该系统为公众用户提供个性化专题数据库管理工具,用户可使用专题库功能方便、快捷地创建产业或专属技术领域的专利数据库,推进专利数据库开放和信息共享。

(一)专题库编辑

功能介绍:进入专题库检索页面,在"我的专题库"中点击创建按钮,可以通过构建检索式创建专题库。系统提供专题库的创建、编辑、删除功能。用户在创建专题库时，专题库名称不能重复，每个用户最多创建 10 个专题库，支持构建多层级的专题库，每个专题库最多支持 5 个层级，用户可以设定自建库多层级间的检索式是否关联，用户可以设置专题库是否对新增专利进行自动更新。

操作流程：

（1）新建专题库　用户可以创建新的专题库，点击"新建"按钮，页面右侧显示"新建专题库"的填写页面，填写专题库信息。名称和检索式不能为空，名称最多可以填写 12 个汉字，输入名称"新能源汽车"，输入检索式"发明名称=（新能源汽车）"，根据情况勾选复选框，点击"创建"按钮提交，完成专题库创建。如图 4-49 所示。

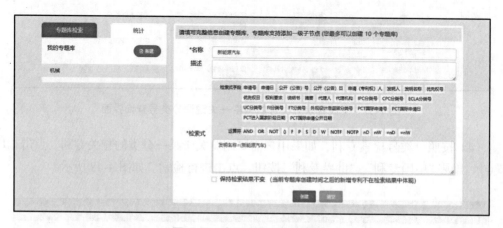

图 4-49　专题库检索创建界面

（2）编辑专题库　用户可以修改自己创建的专题库，可修改内容有名称、描述、检索式等。选中页面左侧专题库的名称会显示一排按钮，选择"编辑"按钮，系统弹出专题库编辑页，如图 4-50 所示。

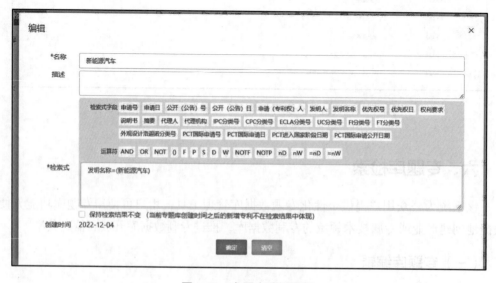

图 4-50　专题库编辑界面

（3）删除专题库　用户可以删除自己创建的专题库，选中页面左侧专题库的名称会显示一排按钮，选择"删除"按钮，弹出确认是否删除的提示框，如图4-51所示。

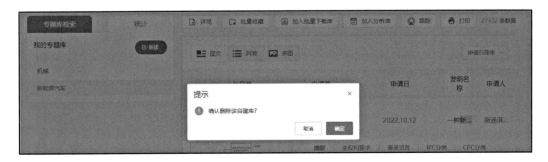

图4-51　专题库检索删除界面

（4）新建子节点　用户只能在自己创建的专题库下新建子节点，用户选择某个专题库下添加一个新的子节点，每个专题库下最多可以添加5层子节点，点击左侧专题库列"添加子节点"按钮，系统弹出"添加子节点"页面，在添加子节点页面中，名称和检索式是必填项，子节点名称最多允许输入15个汉字。此处以名称"太阳能汽车"为例，描述为"太阳能汽车"，检索式为"摘要=（太阳能汽车）"，如果想让当前自建库创建时间之后的新增专利不在检索结果中体现，填写完成后，勾选"保持检索结果不变"；如果想让子节点检索式执行检索式"AND"父节点检索式，则勾选"检索式关联父节点"，最后点击"创建"按钮进行提交，如图4-52所示。

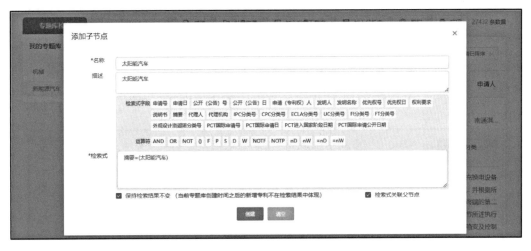

图4-52　专题库检索—新建子节点界面

（5）编辑子节点　操作与编辑专题库类似，可修改内容有名称、描述、检索式等。选中页面左侧专题库的名称会显示一排按钮，选择"编辑"按钮，系统弹出专题库编辑页，编辑调整内容，最后点击"创建"按钮进行提交，如图4-53所示。

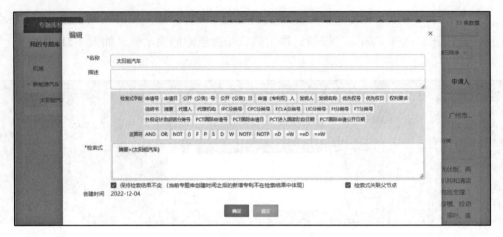

图 4-53　专题库检索—编辑子节点界面

（6）删除子节点　具体操作与删除专题库类似，选中页面左侧专题库的名称会显示一排按钮，选择"删除"按钮，弹出确认是否删除的提示框，如图 4-54 所示。

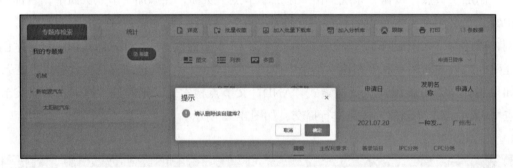

图 4-54　专题库检索—删除子节点界面

（7）专题库的展开与收起　如果专题库存在子节点，那么点击"向右箭头"的图标按钮可以展开专题库子节点，点击"向下箭头"可以收起专题库下的子节点，如图 4-55 所示。

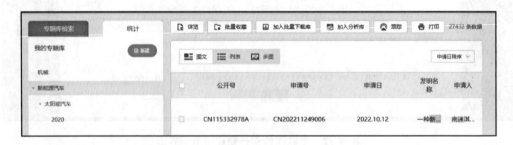

图 4-55　专题库检索—专题库的展开与收起

（二）专题库统计

功能介绍：为便于用户从整体了解专题库中的文献构成，系统提供专题库统计功能，用户可以通过固定维度对专题库中的信息进行统计。专题库的统计类别包括：申请人统计、发明人统计、代理机构统计、代理人统计、申请年统计、公开年统计、最早优先权统计、申请人国家统计、优先权国家统计、法律状态统计、IPC分类号统计、CPC分类号统计。支持用户选择某一项统计类型的数据进行专题库的筛选、过滤。

操作流程：

（1）专题库统计 点击专题库页面的"统计"按钮，页面左侧显示专题库检索结果统计信息，统计维度分为申请人统计、发明人统计、代理机构统计、代理人统计、申请年统计、公开年统计、最早优先权统计、申请人国家统计、优先权国家统计、法律状态统计、IPC分类号统计、CPC分类号统计，单击分类可查看统计信息。专题库结果条数超过20000上限时，统计功能不可用。用户可以根据需要选择相关维度查看统计结果，如图4-56所示。

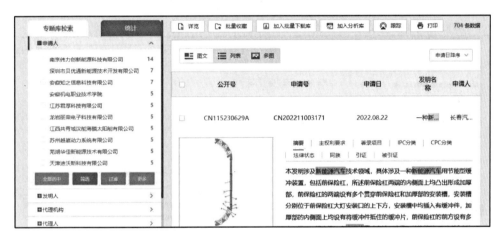

图4-56 专题库检索结果统计界面

（2）筛选 在统计页面，用户根据需要选择某个相关维度查看统计结果，根据需要选择相关数据，点击"筛选"按钮，页面右面显示专题库根据筛选条件执行查询后的信息结果，用户可以对检索结果进行查看浏览，如图4-57所示。

（3）过滤 在统计页面，用户根据需要选择某个相关维度查看统计结果，根据需要选择相关数据，点击"过滤"按钮，页面右面显示专题库根据过滤条件执行查询后的信息结果，用户可以对检索结果进行查看浏览，如图4-58所示。

（三）专题库检索

功能介绍：进入专题库检索页面，可见到用户通过构建检索式创建的专题库。用户根据需要点击专题库的任意层级节点进行专题库检索，用户可以方便地进行专利文献检索结果浏览。

操作流程：在"我的专题库"页面，用户选取某个已经创建的专题库，点击专题库的任意层级节点进行专题库检索，选中的专题库节点会有灰色的选择状态，页面右侧会显示当前专题库检索结果，如图4-59所示。

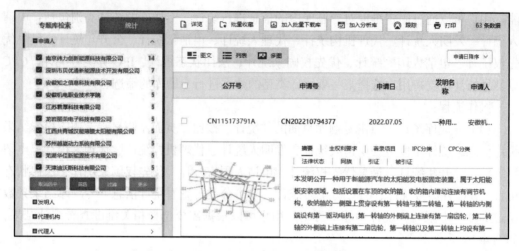

图 4-57　专题库检索统计结果筛选

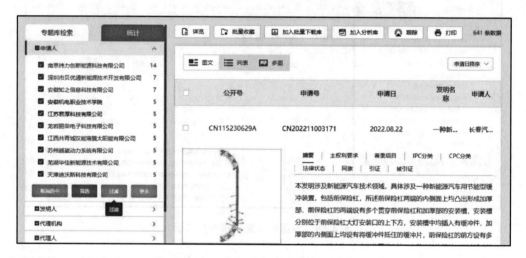

图 4-58　专题库检索统计结果过滤

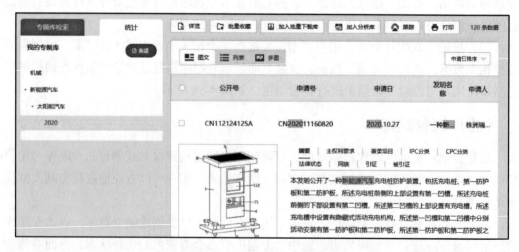

图 4-59　专题库检索结果界面

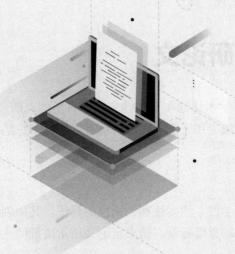

第五章

论文写作

> **学习目标**
>
> 1. 掌握科研论文的写法、文献综述撰写的方法和步骤。
> 2. 熟悉文献综述的特点与功能、撰写的注意事项。
> 3. 了解文献综述的分类、毕业论文体例。
>
> **素质目标**
>
> 1. 学思结合、知行统一。通过文献检索方式、医药数据库的利用，最新研究成果的获得、技术进展和学术文献的导入，培养学生勇于探索的创新精神和查阅资料的能力。激发学生学习专业知识的热情，增进学生的信息素养、科学素养以及写作自信心。
> 2. 端正学生的学术态度，自觉抵制学术不端行为，培养学生精益求精的科技论文学术精神，树立正确的世界观、人生观、价值观。

第一节　科研论文

科研论文是某一学术课题在实验性方面具有新的科研成果或创新见解的科学记录；是某种已知原理或方法应用于实际中取得新进展的科学总结，用于交流或讨论。

一、特征

科研论文具有科学性、学术性和创新性的特征。其中创新性是基本特征，是世界各国衡量科研工作水平的重要标准，是决定论文质量高低的主要标准之一，也是反映其自身价值的标志。

二、结构

一般分为三个部分，包括前置部分、主体部分和附录部分。

（一）前置部分

包括标题、著者、中英文摘要、关键词《中国图书馆分类法》分类号等。

（二）主体部分

包括前言、材料和方法、对象和方法、结果、讨论、结论、致谢、参考文献等。

（三）附录部分

包括插图和表格等。

三、科研论文的写法

（一）编号

参照国家标准 GB/T 1.1—2020《标准化工作导则 第 1 部分：标准化文件的结构和起草规则》的有关规定，学术论文的章、条的划分、编号和排列均应采用阿拉伯数字分级编写，即一级标题的编号为 1，2，……，二级标题的编号为 1.1，1.2，……，2.1，2.2，……，三级标题的编号为 1.1.1，1.1.2，……，如此等等。

（二）标题（题名）

题名是学术论文的必要组成部分。题名要求用最简洁、恰当的词组反映文章的特定内容。一般情况下，题名中应包括文章的主要关键词。切忌用冗长的主、谓、宾语结构的完整语句逐点描述论文的内容；也要避免过分笼统或哗众取宠的所谓简洁，缺乏可检索性。论文标题用字不宜超过 20 个汉字，外文题名不超过 10 个实词。使用简短题名而语意未尽时，或系列工作分篇报告时，可借助副标题名以补充说明，副标题应在正题之下加括号或者破折号另行书写。题名应尽量避免使用化学结构式、数学公式、不太为同行所熟悉的符号、简称、缩写以及商品名称等。

（三）著者

著者系指在论文主题内容的构思、具体研究工作的执行及撰稿执笔等方面的全部或局部上做出主要贡献的人员，能够对论文的主要内容负责答辩的人员，是论文的法定主权人和责任者。文章的著者应同时具备三个条件：①课题的构思与设计，资料的分析和解释；②文稿的写作或对其中重要学术内容作重大修改；③参与最后定稿，并同意投稿和出版。科研论文的著者一般用真实姓名，并且写全名。著者的排列顺序应由所有作者共同决定，按照论文工作贡献的多少顺序排列。论文的执笔人或主要撰写者应该是第一作者；对于贡献相同作者，可用"共同第一作者""通讯作者"来表达。为了便于交流联系，应给出著者所在的工作单位、通信地址或电子邮件。

（四）摘要

摘要是科研论文主要内容的简短、扼要而连贯的重述，必须将论文本身新的、最具特色的内容表达出来，科研论文的摘要一般不能省略。科研论文一般常用报道性摘要，这种摘要可以部分地取代阅读全文。报道性摘要的特点是全面、简要地概括论文的目的、方法、结果（主要数据）和结论。

一般分为结构式摘要和非结构式摘要两种写法。结构式摘要实质上是报道性摘要的结构化表达，包括目的（研究、研制、调查等的前提、目的和任务，所涉及的主题范围）、方法（所用的原理、理论、条件、对象、材料、工艺、结构、手段、装备、程序等）、结果（实验的、研究的结果，数据、被确定的关系，观察结果，得到的效果，性能等）、结论（结果的分析、研究、比较、评价、应用，提出的问题），一般250字左右。非结构式摘要不分栏目，一般不超过150字。例如，《中国药业》杂志2011年20卷8期，《12种广东地产清热解毒药材的抗炎作用研究》的4层次结构式摘要为：

目的：观察12种广东地产清热解毒药水提物同一剂量时的抗炎作用，为抗炎药物的临床开发与应用提供可靠的实验依据。方法：用二甲苯致小鼠耳郭肿胀，用醋酸致小鼠腹腔毛细血管通透性增高，对小鼠连续7d通过灌胃给予药物（生药）16g/kg。结果：12种药物中，山芝麻、水杨梅、青天葵、火炭母、岗梅根、三角草均能明显抑制小鼠耳郭肿胀，并对小鼠毛细血管通透性增高具有显著的抑制作用；广东土牛膝、蛇鳞草、金盏银盘能明显抑制小鼠耳郭肿胀；三丫苦、救必应、蛇泡簕对小鼠毛细血管通透性增高具有显著的抑制作用；12种药物对胸腺和脾脏没有显著的影响。结论：山芝麻、水杨梅、青天葵、火炭母、岗梅根、三角草、广东土牛膝、蛇鳞草、金盏银盘对变质性炎症有抗炎作用，山芝麻、水杨梅、青天葵、火炭母、岗梅根、三角草、三丫苦、救必应、蛇泡簕对浆液性炎症有抗炎作用。这12种药物对特异性免疫功能没有显著增强作用。

（五）关键词

关键词也叫索引词，主要用于便于读者通过关键词寻找文献，特别适应于计算机自动检索的需要。其主要特点是：对全文内容具有串联作用；便于检索和索引，易于计算机技术处理；必须是名词或名词性词组。关键词作为论文的一个组成部分，位于摘要之后、引言之前。关键词一般选取 3～8 个词。在审读文献题名、前言、结论、图表，特别是在审读文献的基础上，逐篇对文献进行主题分析，选取能反映全文主题内容的单词或术语。首先要从综合性主题词表（如《汉语主题词表》）和专业性主题词表（如 NASA 词表❶、INIS 词表❷、TEST 词表❸、MeSH 词表❹）中选取规范性词（称叙词或主题词）。对于那些反映新技术、新学科而尚未被主题词表录入的新产生的名词术语，亦可用非规范的自由词标出，以供词表编纂单位在修订词表时参照选用。

（六）引言

论文的引言（又叫前言、导言、序言），是论文的开端，起纲领的作用，主要回答"为什么研究这个课题"。

1. 引言的内容

① 研究的理由、目的和背景：包括问题的提出，研究对象及其基本特征，前人对相关领域的研究历史、现状和不足；希望解决的问题，解决该问题的作用和意义；研究工作的背景是什么。

② 理论依据、实验基础和研究方法：如果是沿用已知的理论、原理和方法，只需提及一笔，或注出有关的文献。如果要引出新的概念或术语，则应加以定义或阐明。

③ 论文预期的结果在本领域的地位和作用：要写得自然、概括、简洁、确切。

2. 引言的写作要求

① 言简意赅，突出重点：前人文献中已有的不必细写。主要写好研究的理由、目的、方法和预期结果，意思要明确，语言要简练。

② 开门见山，不绕圈子。

③ 尊重科学，不落俗套：例如"限于时间和水平"或"由于经费有限，时间仓促""不足或错误之处在所难免，敬请读者批评指正"等不必要的谦虚。

④ 如实评述，防止吹嘘自己和贬低他人。

⑤ 字数一般在 300 字以内。

---

❶ NASA 词表：美国国家航空和宇航局编制的叙词表。

❷ INIS 词表（INIS Thesaurus）：是国际核信息系统（International Nuclear Information System）的知识组织体系，用于为该系统内的所有信息进行索引。

❸ TEST 词表：测试词汇表。

❹ MeSH 词表：医学主题词表。

（七）正文

正文是科研论文的主体，主要回答"怎么研究（how）"这个问题。正文通常占有论文篇幅的大部分，应充分阐明论文的观点、原理、方法及具体达到预期目标的整个过程，并且突出一个"新"字，以表达其创新性成果和新的结果。科研论文一般应包括材料、方法、结果、讨论和结论等几个部分。

1. 材料

材料是科学研究的物质基础，包括实验动物、标本、病例、原料、样品、试剂、仪器设备（注明厂商和厂址）等。

① 如属动物实验研究，材料中需说明实验动物的名称、种类、品系、分级、数量、性别、年（月）龄、体重、健康状态、分组方法、每组的例数等；如属用药的临床观察，应说明观察对象的例数、性别、年龄、职业、病例种类、症状体征、诊断标准、分组方法、治疗措施、临床观察指标及疗效判定标准（如痊愈、显效、好转、无效的标准）等。

② 说明受试药的来源、批号、配制方法等，中药应注明学名、来源，粗提物应标明有效部位或成分的含量和初步的质量标准，若是作者所在实验室自行提取的应简述提取过程。

③ 标明主要仪器设备的生产单位、名称、型号、主要参数与精密度等。

④ 标明主要药品、试剂的名称（尽量用国际通用的化学名，不用商品名）、成分、批号、纯度、用量、生产单位、出厂日期及配制方法等。

2. 方法（撰写要求）

① 采用已有报道的方法只要注明文献的出处即可；若为有创意的方法，要详细介绍创新之处，便于读者依此重复验证；若是对常规方法作出改进的，应具体描述改进部分及改进的理由，同时也要注明原法的文献出处。

② 对于实验条件可变因素的控制方法（如放射免疫法的质量控制）要加以详细说明，以显示本文结果的可靠性和准确性。

③ 实验研究论文要设立阴性对照组和阳性药物对照组，前者一般采用溶剂作为对照，后者选用被公认的、确有疗效的药物，以验证实验方法的可靠性。

④ 在进行药效学和毒理学研究时，通常要设高、中、低三个剂量组，以体现出药物的量-效关系。

⑤ 实验设计时应考虑到每组有足够的样本数以满足统计学处理的需要，一般来说，小动物（如大鼠、小鼠）每组至少8～10只，大动物（如狗）每组至少4～6只。同时应说明数据处理的统计学方法，统计学处理结果一般用 $P>0.05$、$P<0.05$、$P<0.01$ 三档表示。

3. 结果

结果是论文的核心部分，要求将研究中所得到的各种数据进行分析、归纳，并将经统计学处理后的结果用文字或图表的形式予以表达。结果要求实事求是、科学性、准确性，充分采用表格、图解、照片。其中图表的要求：图表均需编号，应有表题或图题，图题放在图下，表题放在表上；图表简明易懂，尽可能简单，线条尽可能减少，不要竖线；不适合放在图、表中的文字，可在图表上作记号，并另作注解。

图表的设计和制作原则：插图和表格是论文的重要组成部分，对于它们的设计和制作，应遵循一些基本的原则。①精省性：一般能用文字表示清楚的内容就不必用图表，用大量文字还说不明白而用图或表就能方便说明的内容才用图表；只用1幅图或1个表就能说明的内容，就不要用2个或更多的图或表。②应有图序或表序：每个图表都应有图序或表序，图序的格式为"图1""图2""图3"等，表序的格式为"表1""表2""表3"等。③应有图题或表题：每个图表都应有图题或表题。图题或表题应是以最准确、最简练的并能反映图或表特定内容的词语的逻辑组合，一般是词组（很少用句子），而且绝大多数是以名词或名词性词组为中心语的偏正词组（很少用动宾词组），要求准确得体，简短精练，容易认读。④图表中标目的形式：图表中的标目，采用量与单位比值的形式，即"量名称或（和）量符号/单位"，比如"p/MPa"，或"压力/MPa"，或"压力p/MPa"；而不用传统的、不科学并容易引起歧义的表示方法，如"p，MPa"，或"压力，MPa"，或者"p（MPa）"或"压力（MPa）"，或"压力p（MPa）"。百分号"%"虽然不是单位，但在这里也可按单位处理，如"相对压力/%"或"ηp/%"，传统的表示法是"相对压力，%"或"ηp，%"，或者"相对压力（%）或ηp（%）"。

4. 讨论

讨论是结果的逻辑延伸，是全文的综合、判断、推理，从感性提升到理性认识的过程，也是作者充分运用自己对该领域所掌握的知识，联系本课题的实践，提出新见解、阐明新观点之处。撰写要求如下：

① 讨论应从结果出发，紧扣题目，不宜离题发挥。具体地说应对本实验所观察到的结果，分析其理论和实践意义，能否证实有关假说的正确性，找出结果中的内在规律，与自己过去的或其他作者的结果及其理论解释进行比较，分析异同及其可能原因，根据自己的或参考别人的材料提出新见解。

② 讨论中应该运用一分为二的观点，正确地分析和评价自己工作中可能存在的不足之处和教训，例如本研究所用方法是否有局限性等；提出今后研究方向及本结果可能的推广应用的设想，这往往对读者的思路有所启发。

③ 篇幅较长的讨论，应分项目编写，每个项目应集中论述一个中心内容，并冠以序码。讨论的中心内容应与正文各部分，特别是结果部分相呼应。讨论中不应过细重复以上各部分的数据。

④ 为体现讨论的客观性，写作时一般采用第三人称语气。

⑤ 讨论切忌写成文献综述，更不应简单地重复实验结果，而是应从理论上有选择地对研究结果进行分析、比较、解释、推理，对主要问题，特别是本研究创新、独到之处加以充分发挥，提出新的假说，揭示有待进一步研究的问题及今后的研究方向。

5. 结论

结论是对整个课题研究结果进行总的评价，主要回答"研究出什么"这个问题。结论是以实验结果的讨论为基础，简明扼要地阐明论文所要解决的问题和所取得的创见；

与研究课题的目的相互呼应，起画龙点睛之作用；可以不把结论作为独立的一项，放在讨论末尾也可以。

（八）致谢

现代科学技术研究往往不是一个人能单独完成的，需要他人的合作与帮助，当研究成果以论文形式发表时，作者应当对他人的劳动给予充分肯定，并对他们表示感谢。致谢的对象是，凡对本研究直接提供过资金、设备、人力，以及文献资料等支持和帮助的团体和个人。但必须得到被致谢人的同意后才能署其姓名。致谢一般单独成段，放在文章的最后面，但它不是论文的必要组成部分。致谢也可以列出标题并冠以序号，如"6 致谢"放在如"5 结论"段之后，也可不列标题，空1行置于"结论"段之后。

（九）参考文献

参考文献要求是引用作者亲自阅读过的、最主要的文献，包括公开发表的出版物、专利及其他有关档案资料，内部讲义及未发表的著作不宜作为参考文献著录。凡是引用他人报告、论文等文献中的观点、数据、材料、成果等，都应按引用先后顺序排列。参考文献的作用是：表明对前人工作的尊重；说明本研究的科学依据和背景；便于读者查证有关资料；内容准确，出处翔实。引用参考文献应注意：①论文所列参考文献一般不超过10条，综述不超过30条。②文内标注法，著录时按文中引用文献出现的先后顺序用阿拉伯数字连续编号，直接引用作者全文的，文献序号置于作者姓氏右上角方括号内。③文献序号作正文叙述的直接补语时，应与正文同号的数字并排，不用上角码标注。如，实验方法见文献〔2〕或据文献〔2〕报道。

参考文献著录格式：

（1）专著　[序号] 著者. 书名 [M]. 版本（第1版不写）. 出版地：出版者，出版年：起止页码.

[1] 梅全喜. 广东地产药材研究 [M]. 广州：广东科技出版社，2011：107-108.

[2] 范文昌，梅全喜，李楚源. 广东地产清热解毒药物大全 [M]. 北京：中医古籍出版社，2011：111-116.

（2）期刊（析出的文献）　[序号] 作者. 篇名 [J]. 刊名，出版年份，卷号（期号）：起止页码.

[1] 梅全喜，李红念，陈文秀. 精益管理在医院药事管理中的应用 [J]. 今日药学，2012，22（5）：313-316.

[2] 梅全喜，范文昌，曾聪彦. 论广东地产药材的研究与开发 [J]. 今日药学，2009，19（12）：14-16.

（3）学位论文　[序号] 作者. 题名 [D]. 出版地或保存地点：出版者或保存单位，年：起止页码.

[1] 张筑生. 微分半动力系统的不变集 [D]. 北京：北京大学数学系数学研究所，1983：2-5.

（4）报纸（析出的文献）　[序号] 作者. 题名 [N]. 报纸名称，出版年份-月-日（版次）.

[1] 梅全喜，范文昌. 医院中药制剂开发四原则 [N]. 中国中医药报，2011-07-29（03）.

（5）科技报告　[序号] 作者. 报告题名：报告编号 [R]. 出版地：出版者，出版年：起始页码.

[1] 冯西桥.核反应堆压力管道与压力容器的LBB分析[R].北京：北京大学数学系数学研究所，1983：1-7.

（6）标准　[顺序号]起草责任者.标准名称：标准编号（标准代号标准顺序号-发布年）[S].出版地：出版者，出版年.

[1] 全国信息与文献标准化技术委员会.信息与文献　资源描述：GB/T 3792—2021[S].北京：中国标准出版社，2021.

（7）专利　[序号]专利申请者或所有者.专利题名：专利号（P）.公告日期或公开日期.

[1] 邓一刚.全智能节电器：200610171314.3[P].2006-12-13.

（8）会议录著录格式　[序号]会议主办者.会议录名称[C].出版地点：出版者，出版日期.

[1] 雷光春.综合湿地管理：综合湿地管理国际研讨会论文集[C].北京：海洋出版社，2012.

（9）专著、会议录、汇编作品中析出的文献　[序号]析出文献主要责任者.析出文献题名[文献类型标志].析出文献其他责任者//专著主要责任者.专著题名：其他题名信息.版本项.出版地：出版者，出版年：析出文献的页码.

[1] 汪学军.中国农业转基因生物研发进展与安全管理[C]//国家环境保护总局生物安全管理办公室.中国国家生物安全框架实施国际合作项目研讨会论文集.北京：中国环境科学出版社，2002：22-25.

（10）电子文献　主要责任者.题名：其他题名信息[文献类型标识/文献载体标识].出版地：出版者，出版年：引文页码（更新或修改日期）[引用日期].获取和访问路径.数字对象唯一标识符.

[1] 中国互联网络信息中心.第29次中国互联网络发展现状统计报告[R/OL].（2012-01-16）[2013-03-26].http：//www.cnnic.cn/hlwfzyj/hlwxzbg/201201/P020120709345264469680.pdf.

（十）附录

附录是论文的附件，不是必要组成部分。附录在不增加文献正文部分的篇幅和不影响正文主体内容叙述连贯性的前提下，向读者提供论文中部分内容的详尽推导、演算、证明、仪器、装备或解释、说明，以及提供有关数据、曲线、照片或其他辅助资料如计算机的框图和程序软件等。附录与正文一样，编入连续页码。附录段一般置于参考文献之后，依次用大写正体A，B，C，……编号作标题前导词，如"附录A""附录B"。附录中的插图、表格、公式、参考文献等的序号与正文分开，另行编制，如编为"图A1""图B2"，"表B1""表C3"，"式（A1）""式（C2）"，"文献[A1]""文献[B2]"等。

（十一）注释

解释题名项、作者及论文中的某些内容，均可使用注释。能在行文时用括号直接注释的尽量不单独列出。不随文列出的注释叫作脚注。用加半个圆括号的阿拉伯数字"1）""2）""3）"等，或用圈码"①""②""③"等作为标注符号，置于需要注释的词、词组或句子的右上角。每页均从数码"1）"或"①"开始，当页只有1个脚注时，也用"1）"或"①"。注释内容应置于该页地脚，并在页面的左边用一短细水平线与正文分开，细线的长度为版面宽度的1/4。

第二节 文献综述

文献综述（review，summarize，survey，comment，简称综述）是针对某一方面的专题在收集大量文献资料之后，经综合分析而写成的一种学术论文。它是科学文献的一种，可以看成是三次文献。文献综述是反映当前某一领域中某分支学科或重要专题的最新进展、学术见解和建议，往往能反映出有关问题的新动态、新趋势、新水平、新原理和新技术等。另外，文献综述在硕士、博士论文写作中占据着重要的地位，是论文中的一个重要章节，它的好坏直接关系到论文的成功与否。

一、文献综述的分类

文献综述主要有叙述性综述、评论性综述和专题研究报告等类型。

（一）叙述性综述

叙述性综述是围绕某一问题或专题，广泛搜集相关的文献资料，对原始文献进行分析、整理和综合，并以精练、概括的语言对有关的理论、观点、数据、方法、发展概况进行客观的综合性摘述，以提供详尽的资料为目的，不掺杂撰写者本人的观点，由读者对综述的内容作出判断。

（二）评论性综述（分析性综述）

评论性综述是在对某一问题或专题进行综合描述的基础上，从纵向或横向上作对比、分析和评论，提出作者自己的观点和见解，明确取舍的一种信息分析报告。评论性综述的主要特点是分析和评价，既有回顾又有瞻望，可以提出问题，也可以提炼新思路、新方法。

（三）专题研究报告

专题研究报告是就某一专题（一般是涉及国家经济、科研发展方向的重大课题）进行反映与评价，并提出发展对策、趋势预测，是一种现实性、政策性和针对性很强的情报分析研究成果，其最显著的特点是预测性。

二、文献综述的特点与功能

（一）文献综述的特点

文献综述具有内容综合、语言概括、信息浓缩、评述客观和参考文献数量多等特征，其标题一般直接反映其综述类型，如包含"综述""概述""述评""评述""进展""动态"，或是"现状、趋势和对策""分析与思考"等文字。与一般的学术论文相比,文献综述具有以下特点:①文献综述反映原始文献有一定的时间和空间范围,它反映一定时期内或是某一时期一定空间范围的原始文献的内容。②文献综述集中反映一批相关文献的内容。其他二次文献如题录、索引、文摘、提要等一条只能揭示一篇原始文献的外表信息或内容信息,且各条目之间没有联系,而一篇综述可集中一批相关文献,且将这批文献作为一个有机整体予以揭示,信息含量比二次文献大得多。③文献综述是信息分析的高级产物。文献综述要求编写人员对综述的主题有深入的了解,全面、系统、准确、客观地概述某一主题的内容。运用分析、比较、整理、归纳等方法对一定范围的文献进行深度加工,对于读者具有较好的引导功能,是创造性的研究活动。

(二)文献综述的功能

文献综述是一切合理研究的基础,其基本功能包括:让读者熟悉现有研究主题领域中有关研究的进展与困境,提供后续研究者的思考——未来研究是否可以找出更有意义与更显著的结果;对各种理论的立场说明,可以提出不同的概念架构作为新假设提出与研究理念的基础,对某现象和行为进行可能的解释;识别概念间的前提假设,理解并学习他人如何界定与衡量关键概念;改进与批判现有研究的不足,推出另类研究,发掘新的研究方法与途径,验证其他相关研究。同时,通过综述的写作过程,我们可以进一步熟悉文献的查找方法和资料的积累方法,扩大了知识面;为今后的科研活动打下基础;能提高归纳、分析、综合能力,有利于独立工作能力和科研能力的提高。

三、文献综述的结构

文献综述的格式与一般研究性论文的格式有所不同。研究性的论文注重研究的方法和结果,而文献综述要求向读者介绍与主题有关的详细资料、动态、进展、展望以及对以上方面的评述。因此文献综述的格式相对多样,但总的来说,一般都包含四部分:前言、主题、总结和参考文献。

(一)引言(又称前言、导言、序言)

简要介绍所综述的课题,提出研究问题。主要阐明综述撰写的目的、意义,说明有关概念,介绍综述的基本内容(包括研究的历史、现状、前景和争论焦点等)、性质、适用范围和读者对象等。

(二)正文

正文是综述的主体部分,对某专业、学科在某阶段的发展历史和当前实际工作水平、成就,以及有关情况都应作较详细的叙述,还要把同行的不同看法、观点也写进去,进行分析比较研究。其写法多样,没有固定的格式,重点是阐明有关主题的现状和发展方向。

(三)结论

结论是综述的结束语。一般包括研究的结论、意义,存在的分歧,有待解决的问题和发展趋势，建议等。在回顾和分析的基础上，提出新的研究方向和新的研究设想、研究内容，建议采取的具体措施、步骤和研究方案等，并说明成果的可能性等。根据发展历史和国内外的现状，以及其他专业、领域可能给予本专业、领域的影响；根据在纵横对比中发现的主流和规律，指出几种发展的可能性，以及其可能产生的重大影响和可能出现的问题等趋向预测。

（四）参考文献

参考文献是注明作者所引用的资料，为人们核对或作进一步研究用。它不仅表示对被引用文献作者的尊重及引用文献的依据，而且为读者再次利用文献资料（追溯查新）提供了查找线索。因此，书写时应认真对待，按照引用的先后顺序排列。综述参考文献的使用方法、录著项目及格式与科研论文相同，在此不再赘述。

四、文献综述撰写的方法和步骤

文献综述不仅是对一系列无联系内容的概括，而且是对以前的相关研究的思路的综合。文献综述撰写的基本步骤包括：收集文献、概括与归纳、摘要、批判、建议等。

（一）选定题目

1. 选题的要求

① 应当结合自己的日常或研究工作，写自己熟悉的内容，才能做到综中有述、述中有综，既不是纯粹的文献堆砌，又不是纯经验之谈。

② 要考虑到能否充分地获得所需文献资料，特别是最新最近的文献资料。

③ 要考虑自己有没有直接阅读外文的能力，尤其是直接阅读英文的能力。

④ 题目不可太大，不要企图在一篇综述中介绍全面或多方面的内容，以免由于知识水平欠缺、收集文献不足，或受篇幅限制而无法把问题写清楚。

2. 命题的要求

要选择进展较快、知识尚未普及、原始报道积累较多、意见不一致而存在争论的新课题，一般是自己熟悉的专业课题。另外，综述的题名要鲜明、准确、新颖。准确地反映文章的内容，要恰如其分地反映学科研究范围和学术深度。

（二）查新收集

1. 总的要求

搜集资料总的要求是齐全、规范、可靠（最好是知名杂志的第一手资料），并严格挑选、不断更新。确定文献内容、文献范围；确定亲自阅读的原始文献；确定摘录项目，包括参考文献著录项的作者、年、卷、期、起止页；确定摘录内容（准备参考文献数量宜多不宜少，摘录项目宜全不可漏，摘录内容必须准确无误）。

收集文献的方法主要有两种：① 通过各种检索工具，如文献索引、文摘杂志检索，也可利用光碟或网络进行检索；②从综述性文章、专著、教科书等的参考文献中，摘录出有关的文献目录。

选择文献时，应由近及远，因为最新研究常常包括以前研究的参考资料，并且可以使人更快地了解知识和认识现状。首先要阅读文献资料的摘要和总结，以确定它与要做的研究有没有联系，决定是否需要将其包括在文献综述中。其次要根据有关的科学理论和研究的需要，对已经搜集到的文献资料做进一步的筛选，详细、系统地记下所评论的各个文献中研究的问题、目标、方法、结果和结论，及其存在的问题、观点的不足与尚未提出的问题。将相关的、类似的内容，分别归类，对结论不一致的文献，要对比分析，按一定的评价原则，做出是非的判断。同时，对每一项资料的来源要注明完整的出处，不要忽略记录参考文献的次要信息，如出版时间、页码和出版单位所在城市等。

2. 检索步骤

（1）分析研究检索课题，明确检索要求。

（2）编制检索策略（包括检索系统的确定；检索途径的确定；检索词的选定；检索过程中的方案调整）。

（3）使用检索工具，查找文献线索。

（4）了解馆藏情况，索取原始文献，满足课题需要。

（三）阅读与整理

阅读题录、文摘，浏览标题、作者、出版单位、附录文献来识别文献资料与本综述选题的相关性和可靠性，以确定具有实用意义的资料。在阅读的基础上先进行概括（不是重复），然后进行分析、比较和对照，即个别地、集中地对以前研究的优点、不足和贡献进行分析和评论。运用逻辑和统计方法对广泛收集到的资料进行筛选、鉴别、分类（使资料内容单元化，可从大到小逐层逐级地划分）、归纳（使资料内容系统化并产生初步的判断，可依时间顺序、价值属性等不同情况分别进行统计）等处理。

（四）总结撰写

综述大体结构安排为：题目、署名、关键词、摘要、前言、正文、结语、参考文献等。

1. 题目

文题拟法基本是课题主词语（学术专题）加文体标志性词语。也可省略标志性词语，而以"展望""现状""未来预测"等词语与主词语搭配而成。

2. 前言

一般不超过400字，重点说明重要的概念或定义，研究历史、现状或发展趋势，综述的范围，存在的问题，争论的焦点和写作目的等，以引出正文，使读者对全文有个总体印象。

3. 正文写法

比较所掌握的文献资料，提出问题、分析问题和解决问题，并结合自己的研究成果提出自己的见解。通常采用以下五种方法写作：

（1）循序法　即按事物发展的先后顺序写。

（2）分述法　即按主题的各个方面分别叙述。

（3）论证法　即先提出问题后进行论证。

（4）对比法　即把文献摘录内容进行对比分析，特别要注意比较分析它们的不同点、主要分歧等。

（5）推理法　即根据事物发展的客观规律，从文献摘录的分析、比较中推导出新发现、新见解和新结论。

上述方法是互相联系的，不能孤立地认为哪一篇综述用哪一种方法更合适，只要运用得当，常常可以互相配合使用。

4. 结语部分

应在通读文献的基础上提出自己的观点，避免仅仅是翻译文献。结论是对所综述的内容加以归纳、总结，得出最终的结论或提示，并提出批判和建议。应简单明了，具有逻辑性和科学性。

五、文献综述撰写的注意事项

文献综述既不同于读书笔记、读书报告，也不同于一般的科研论文。因此，在撰写文献综述时应注意以下几个问题：

（1）搜集文献应尽量全　掌握全面、大量的文献资料是写好综述的前提，否则，随便搜集一点资料就动手撰写是不可能写出好的综述的，甚至写出的文章根本不成为综述。

（2）注意引用文献的代表性、可靠性和科学性　在搜集到的文献中可能出现观点雷同，有的文献在可靠性及科学性方面存在着差异，因此在引用文献时应注意选用代表性、可靠性和科学性较好的文献。

（3）引用文献要忠实于文献内容　由于文献综述有作者自己的评论分析，因此在撰写时应分清作者的观点和文献的内容，不能篡改文献的内容。

（4）参考文献不能省略　有的科研论文可以将参考文献省略，但文献综述绝对不能省略，而且应是文中引用过的，能反映主题全貌的并且是作者直接阅读过的文献资料。

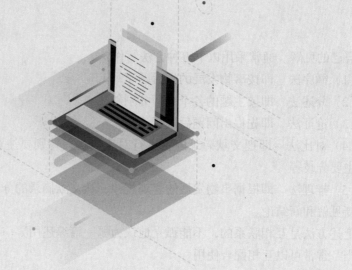

附件

附件1　毕业论文封面

××××××××学院

毕业论文

论文名称（宋体 2 号加粗）

_____

_____

毕业生姓名_____

毕业生学号_____

毕业生班别_____

专业名称_____

所属学院_____

指导教师_____

论文提交日期_____

附件2　毕业论文体例

论广东地产药材的研究与开发（宋体三号、加粗，居中）

×××，×××（宋体小四，居中）

（空一行）

【摘要】深入全面地了解广东地产药材的研究与开发概况，×××××（宋体小四号，首行缩进）

【关键词】广东地产药材；地方多发病×××××（宋体小四号，首行缩进）

（空一行）

广东位于我国南岭以南，东临福建，西连广西，北接江西、湖南，南临南海，隔琼州海峡与海南相望，处于热带和亚热带，日照时间长，气温高，雨量充足，地域辽阔，地势复杂，地貌多样，且海洋陆地俱备[1]，适合于广东地产药材的生长。×××××（宋体小四号，首行缩进，1.5倍行间距）

1　×××××（宋体小四号、标题加粗，首行缩进）

××（宋体小四号，首行缩进，1.5倍行间距）

1.1　×××××

×××××（宋体小四号，首行缩进，1.5倍行间距）

1.1.1　×××××

2　×××××

2.1　×××××

2.1.1　×××××

××（宋体小四号，首行缩进，1.5倍行间距）

致谢：×××××（宋体小四号，首行缩进，1.5倍行间距）

（空一行）

参考文献：（宋体小四号、加粗，首行不缩进）

[1] 广东中药志编委会. 广东中药志[M]. 广州：广东科技出版社，1994：1.

[2] 郭宝林.道地药材的科学概念及评价方法探讨[J].世界科学技术-中医药现代化，2005，7（2）：57-61.（宋体小四，首行不缩进，转行对齐）

附件3　毕业论文格式要求

论文格式要求
（××××××××学院）

1.文中的标题。一级标题：小4号宋体，加粗，首行缩进2字符；二级、三级标题：5号宋体，加粗，首行缩进2字符。采用1，1.1，1.1.1形式。

2.图和照片应清晰、精选，大小适中，图片宽度一般控制在7.5cm之内，要有明确的图名和图注，图题、表题、图及表中文字均采用小5号宋体。表格采用三线表。

3.文中的公式采用阿拉伯数字连续编码，量及其上下标要明确正、斜体，黑、白体，大、小写及各变量代表的含义。如，有固定定义的函数，sin，cos，lg，exp（指数函数），tanh（双曲正切）；其值不变的数学常数符号，e（2.7182818⋯），π（3.1415926⋯），等；运算符号，∑（加和），∏（连乘），δ（变分符号），d（微分号），等，以及那些非变量的英文字母（一般为变量的上下标）均用正体。特殊的集合符号，N（非负整数集，自然数集），R（实数集），Z（整数集）等用黑正体。矢量和张量符号用黑斜体。一般表示变量符号用白斜体，如m（质量），V（电压），p（压强），φ（体积分数），r（半径），n_n、n_p（电子数密度，下标n、p分别代表n型和p型半导体）等。

4.标点：注意论文文中标点的全角半角之分。

参 考 文 献

[1] 葛虹，范文昌. 医药信息检索与利用. 北京：化学工业出版社,2018.

[2] 代涛. 医学信息检索与利用. 北京：人民卫生出版社，2010.

[3] 邓向伟. 医学文献检索. 北京：中国中医药出版社，2013.

[4] 韩立民，朱卫东. 医学信息检索与实践. 北京：科学出版社，2016.

[5] 黄海. 医学文献检索. 北京：中国中医药出版社，2019.

[6] 顾萍，夏旭. 医学信息获取与管理. 广州：华南理工大学出版社，2021.

[7] 王细荣，韩玲，张勤. 文献信息检索与论文写作. 3 版. 上海：上海交通大学出版社,2012.

[8] 张天桥，李东方. 毕业论文（设计）信息检索与写作指南. 北京：国防工业出版社,2012.

[9] 胡家荣. 文献检索. 北京：人民卫生出版社,2012.

[10] 贺霞，司马敬敏，黄国戚. 文献检索与利用. 北京：机械工业出版社,2007.

[11] 余致力. 医药信息检索技术与资源应用. 南京：南京大学出版社,2009.

[12] 韩国延，孙峰，陈德富. 实用信息检索技术. 北京：化学工业出版社,2009.

[13] 程发良，陈伟. 信息资源检索. 北京：化学工业出版社,2009.

[14] 钱宗玲. 网络药学信息检索. 南京：东南大学出版社,2008.

[15] 沈光宝，张映芳，符雄. 医药信息检索与利用. 北京：中国中医药出版社，2008.